중독 회복 교실

나는 알코올중독자의 자녀입니다

광주서구중독관리센터 엮음

신정

책을 펴내며

광주광역시 정신보건증진사업이 시범적으로 시작되면서, 우리 센터에서 이 사업에 기여할 수 있는 일은 어떤 것이 있을까 고민했습니다. 그 결과 우리 센터는 이 사업에 기여할 수 있는 사업으로 알코올중독자와 그 가족들을 위한 교육의 장을 마련하자는 목표를 세우게 되었습니다.

목표를 세우고 한국중독정신의학회에 기획안을 올리자 한국중독정신의학회에서도 적극 도움을 주기로 결정해 주셨습니다. 최고의 전문가인 10분의 교수님께서 재능기부 형식으로 참여해 주셔서 그 결과물로 질병 회복 동영상을 제작하여 인터넷에 게재하는 성과를 거두었습니다. 여기에는 알코올중독과 관련되어 알아야 할 모든 것들이 깊이 있게 담겨 있습니다. 가족의 어려움과 질병의 실체, 바람직한 회복의 방법과 과정, 약물치료, 재발하지 않는 방법까지 자세히 알려주고 있습니다.

그 다음 계획으로 이번에는 그 교수님들의 강의를 재편집하여 책으로 출간하게 되었습니다. 동영상을 접하기 어려우신 분들이나 언제나 자신의 가까이에 이 책을 두고 마음이 흔들릴 때나 자신의 상태가 궁금할 때, 수시로 힘을 얻고 싶으신 분들께 이 책을 추천하고 싶습니다. 또 가정이나 병원에서 이 책이 소중한 회복의 안내 자료로 사용되길 희망합니다.

알코올중독은 회복은 더디지만 결국에는 회복의 트랙으로 들어서게 되는 질환입니다. 하지만 회복의 길로 들어서기까지 너무나 많은 세월 동안 혼란스러운 시간을 지내야 합니다. 그 과정에서 몸도 마음도 심각하게 상처받고, 가족들도 상처받아 고통스러운 나날을 보내게 됩니다. 올바른 책 한 권이 시기적절하게 마음에 와 닿으면 그 힘든 과정을 단축시킬 수 있을 것입니다. 알코올중독의 치료는 환자뿐만 아니라 가족의 참여가 매우 중요합니다. 병원치료를 받는 환자들뿐만 아니라 가족들도 이 책을 읽고 그들을 이해하고 자신을 이해하며 희망을 갖게 되길 바랍니다.

시냇물이 흘러서 강으로 모이고 강이 흘러서 바다로 모이듯이, 알코올중독의 회복은 나에게 술 문제가 있다는 것을 받아들이고, 이 문제는 내가 책임지고 해결해야만 하는 문제라는 것을 깨닫는 데서부터 시작됩니다. 한동안 조절음주를 하려 할 것이고, 조절음주가 불가능하다는 것을 깨닫고 단주를 결심하게 될 것입니다. 단주조차 뜻대로 되지 않는다는 것을 알고는 자조모임을 나가게 될 것이며, 마침내 자신의 성격과 사랑하는 사람들과의 관계를 되돌아보며 회복의 큰 바다로 나아가게 될 것입니다. 나와 내 가족을 위한 소중한 결심이 흔들리지 않도록 이 책이 많은 도움이 되길 희망합니다.

끝으로 이 책을 만들고 펴내는 데 도움을 주신 한국중독정신의학회와 교수님들께 감사드리며 편집 과정에서 고생을 마다하지 않은 박은경 선생님과 센터 직원 여러분께도 감사의 인사를 드립니다.

광주서구중독관리센터장
신재정

차례

제1장

알코올중독과 가족

나는 알코올중독자의 자녀입니다.

_____ 전북대학교 사회복지학과 **윤명숙** 교수

이 장에서는 알코올중독과 문제 음주가 가족에게 미치는 영향과 알코올중독자들의 가족을 알아야 하는 이유에 대해 이야기해 보려 한다.

이 글을 읽는 알코올중독자들 중에 가족에 대한 이야기는 가족이 들어야 하는 것이 아닌가 하는 의문이 드는 사람도 있겠지만, 가족들도 알코올중독과 회복에 대한 충분한 교육이 필요하고 함께 하는 것이 필요하다.

현재 술과 관련된 문제를 가지고 있는 많은 사람들이 어린 시절에 술심부름을 했거나, 아버지가 술을 마시고 어머니와 다투는 것을 목격하는 등 술과 관련한 환경에 노출된 경험이 매우 많았을 것이다. 즉, 술과 관련된 가족력이 있을 때 그런 환경에서 자란 사람이 술과 관련한 문제를 가지게 될 확률이 매우 높다. 이것은 국내외의 수많은 연구를 통해서 밝혀진 자료이다.

이 장은 "내가 이 자리에 왜 와 있는지"를 알기 위한 첫걸음이다. 알코올중독자들은 자신의 원가족으로부터 술과 관련된 영향을 받았을 가능성이 매우 높으며, 무엇보다 중요한 것은 지금 본인의 술 문제가 자신의 문제로만 끝나는 것이 아니라는 데 있다. 술 문제는 지금 이 책을 읽고 있는 여러분의 원가족은 물론이고 결혼을 한 사람들은 배우자, 남편, 자녀 모두가 함께 영향을 받는 문제이다. 그렇기 때문에 우리는 알코올중독 가족에 대해 먼저 알아야만 한다.

경제적인 어려움으로 인해 어머니가 출산 직후부터 농사일을 하셔야 해서 젖에 막걸리를 타서 먹였다고 한다. 나는 태어나자마자 술이라는 환경에 노출된 셈이다.

_알코올중독자 A

어린 시절 제사를 지내면 어린 나에게 가족들이 음복을 권유해 다섯 살 때부터 술을 먹었다.

_알코올중독자 B

이렇듯 생각보다 많은 사람들이 술이라는 환경에 쉽게 노출되고 가족 환경에 영향을 받는다. 이 장은 알코올중독자들이 지금 현재 가족들과 어떠한 영향을 주고받는지 알아보고, 또 그들이 여태까지 자라오면서 경험한 부모와 형제들 간의 관계를 돌이켜보는 시간이 될 것이다. 가족 환경이라는 것은 내가 태어나면서부터 내 가족 그리고 후손에게까지 계속 연결되는 중요한 요인이다.

알코올중독자의 자녀는 평생 지속되는 트라우마를 품고 살아간다.

알코올, 약물, 도박, 인터넷, 게임 등의 사용에 따른 중독은 그 개인의 문제만 발생하는 것이 아니라 중독으로 인한 정서적, 심리적인 상처와 트라우마를 본인과 가족, 친구들 모두가 경험하게 하는 것이다. 또한 중독자와 함께 살아간다는 것은 많은 경우에서 생애주기를 통하여 심각하게 영향을 미치는 트라우마를 남긴다.

내가 사랑하는 사람이 술을 마시면서 죽어가고 피폐해져 가는 모습을 본다는 것은 매우 고통스러운 일이다. 내가 대신 중독자가 되거나 차라리 죽어버리고 싶다고 하는 가족들도 많다. 지난 28년 동안 중독 분야에서 일해 오면서 수많은 가족들을 만나왔는데, 그 가족들은 한결같이 "너무 너무 고통스럽다. 내가 사랑하는 남편, 내가 사랑하는 아들이 술로 인해 죽어가는 모습들을 본다는 것은 너무 괴롭고 내 살을 도려내는 것 같다."며 고통을 호소하였다.

중독자와 함께 산다는 것은 누구를 막론하고 평생에 걸쳐 영향을 받는 일이고, 특히 태어나는 순간부터 문제 음주를 하는 부모 밑에서 자란 자녀들은 그 영향이 평생 지속된다. 최근 연구결과에 따르면 어린 시절에 아버지가 술을 마시거나 어머니가 술을 마셨을 때, 즉 음주 문제가 있을 경우, 중간에 부모가 술을 끊었다 하더라도 자녀가 성인이 된 후 20년 뒤를 조사해 본 결과 20년 뒤에도 엄청난 부정적 영향을 미치는 것으로 밝혀졌다. 중독자와 산다는 것은 이혼, 실직, 빈곤, 폭력 등 사회적으로 어려움을 경험할 가능성이 매우 높다고 보고되었다.

보통 생각하기에는 자녀가 어렸을 때(열 살 이전) 부모가 술을 마시는 것이 그렇게 심각한 문제일까 싶지만 많은 종단연구를 통해서 밝혀진 바에 따르면 어린 시절 부모가 술을 마시고 싸우는 것을 목격한 아이는 베트남 전쟁에서 폭탄이 터지는 것을 직접 경험하는 것과 같은 강도의 영향을 받는다고 한다.

어떤 사람들은 "우리 아이는 아직 어리기 때문에 내가 술을 마시고 부인과 싸워도 괜찮다."고 이야기하기도 한다. 하지만 전혀 그렇지 않다. 최근의 연구결과에서도 부모의 싸움에 노출된 아이의 심장 박동수가 폭탄을 맞은 사람의 심장 박동수와 같은 정도의 심장 박동수를 보이는 것으로 나타났다. 즉 알코올중독자와 산다는 것은 원가족은 물론이고 부모, 형제 또는 현재의 가족들도 평생에 걸쳐 영향을 미치는 트라우마를 경험하게 되는 것이다.

절대로 중간은 없다.

중독의 종점은 둘 중 하나다. 회복되거나 중독자로 죽는 것. 절대로 중간은 없다.

중독의 과정이란 기차를 타고 가는 것과도 같다. 다만 그 기차는 내가 내리고 싶어도 내릴 수 없는 폭주기관차다. 내려 달라고 말하기 전에는 내가 잘못된 기차를 탔다는 사실도 인지하지 못한다.

그렇다면 기차의 종점은 어디인가?

게임을 하거나 술을 마신다고 해서 모든 사람이 중독이 되는 것은 아니다. 하지만 중독의 종착역은 회복 또는 중독자로서의 죽음 둘 중 하나이고 절대 중간 지점은 없다.

단주만이 행복의 열쇠는 아니다.

술만 끊으면 행복해지는 것이 아니라 가족이 함께 회복되어야 행복해진다.

가족들도 중독으로부터 회복하는 데 걸리는 시간이 중독자가 회복하는 데 걸리는 시간만큼이나 많이 필요하다. 대부분의 가족들은 알코올중독자가 술만 끊으면 가정이 행복해질 거라고 생각한다. 하지만 중독이라는 것은 알코올중독의 경우 평균적으로 8년에서 10년 정도의 시간이 걸려 중독으로 진행하고, 마찬가지로 중독으로부터 회복하는 데도 역시 8년에서 10년의 시간이 소요된다. 일반적으로 보통 우리가 옷을 벗고 목욕탕에 들어올 때, 많은 경우의 사람들이 자신의 가장 약점인 곳을 가리고 들어온다고 한다. 알코올중독자들은 술이라는 가면 뒤에 숨어 있는 것이다. 술이라는 무기로 자신을 약점을 가리며 살아온 사람에게 술 없이 온전한 나를 드러내는 삶은 완전히 다른 삶이다.

20년 동안 술을 마시다가 단주를 한 뒤 회복 기간 동안 본인이 생각했던 것 같은 행복한 가정의 모습이 전혀 나타나지 않자 다시 술을 마시고 싶다고 호소하는 상담자가 있었다. 왜냐고 물었더니 피곤해서 눈이 빨개지면 술을 전혀 마시지 않았는데도 불구하고 부인과 자녀가 "아빠 또 술 마셨지? 나 모르게 술 마셨지?"라며 다그친다는 것이다. 이 가족의 머릿속에 주입된 공식은 우리 아버지 또는 우리 남편은 언제나 술을 마시면 저런 모습이었기 때문에 술을 마시지 않았다고 말해도 의심하게 되는 것이다. 다시 말해 가족들이 가지는 익숙한 패턴이 있다는 것이다. 이런 상황이 계속되면 단주 기간 중에 가족의 기능이 회복되지 않아 중독이 다시 재발하는 데 대단히 부정적인 영향을 미친다. 다시 말해 알코올중독자의 회복에 가족의 회복 과정이 절대적으로 필요하다. 그렇기 때문에 가족도 회복에 대해 알아야 한다.

환자나 중독자가 아닌 가족도 함께 회복해야 하는가?

회복 기간에 있는 가족들에게는 이렇게 말한다.

"알코올중독자들이 단주를 한다는 것은 달걀 위를 걷는 것과 같습니다. 달걀 위를 걸어 보세요. 체격이 있는 사람이 아닌 날씬한 사람들도 다 깨집니다."

달걀 위를 걷는 심정으로 조심해야 하고 함께 노력해야 한다는 뜻이다. 함께 회복하지 않으면 절대로 알코올중독에서 회복할 수 없고, 회복했다 하더라도 가족 기능이 회복되지 않으면 행복한 단주가 될 수 없다. 그래서 많은 사람들이 알코올중독으로부터 회복할 때의 최종 단계를 '생산적인 단주'라고 한다. 가족의 기능이 함께 회복되지 않으면 생산적인 단주가 될 수 없다. 우리가 중독으로부터 회복되려는 이유는 궁극적으로 행복해지기 위해서, 생산적인 삶을 살기 위해서이다.

check

■ **개인의 중독 vs. 가족기능**

- 알코올중독, 도박중독 등 중독의 지속이나 악화 또는 치료나 회복에 중대한 영향을 미치는 상호 순환적 관계

■ **중독자 가족**

- 이혼, 별거, 유기, 가출, 빈곤, 가정폭력
- 높은 자살생각, 자살시도
- 만성 질병, 실직, 사회적 고립 등 상황적 문제
- 낮은 자존감, 죄책감, 수치심, 의존성, 불안, 우울, 미성숙, 중독성 성격적 문제 등 경험
- 공동의존의 문제들
- 중독자 자녀, 성인 자녀(COA, ACOA)

중독자 가족들이 나타내는 주된 특징 중 하나는 자존감이 매우 낮다는 것이다. "우리 아버지는 알코올중독자에요."라고 당당하게 말할 수 있는 사람은 100명 중 2명도 안 된다. 또 "우리 아버지는 술을 마시면 어머니를 때린다."는 말을 할 수 있는 사람도 거의 없다. 이런 환경에서 자란 아이들은 사회생활을 하는 데 있어 자존감이 낮을 수밖에 없다.

또 남에겐 좋은 아빠 좋은 엄마로 보이는 사람이 집에서는 그렇

지 않는 경우도 매우 많다. 집에서는 자녀들이 느끼기에 다른 역할을 하는 것이다. 많은 사람들이 이 내용을 보면서 자꾸 남자만 거론한다고 생각할 수 있겠으나 여성 알코올중독자도 마찬가지이다.

술이 사라진다고 문제가 저절로 사라지는 것이 아니다?

절대로 아니다. 알코올중독자 남편들이 술을 끊고 나서 이제부터 정말 아내를 이해하고 사랑하려고 하면 부인들은 이 남자는 내가 알던 남자, 예측 가능한 남자가 아니라며 오히려 낯설어한다. 이전의 남편은 10시쯤 되면 대문을 뻥 차고 들어와 시끄럽게 중얼거리다 자야 하는데 갑자기 맨 얼굴로 7시에 퇴근해서 영화를 보러 가자고 하는 등 평소와는 다른 모습을 보인다는 것이다.

좋은 것 아니냐고 생각할 수 있겠지만 익숙하지 않으니 아내는 오히려 낯설어하고 불편해 한다. 예전의 남편은 예측 가능했지만 지금의 남편은 예측이 불가능해 오히려 불안해 한다. 우리가 알던 누군가가 평소와 다른 행동을 하면 이상하게 생각하고 불편해지는 것과 유사하다.

가족 입장에서는 술만 끊으면 자신이 무엇이든지 맞춰줄 수 있을 것 같고 행복해질 수 있을 것 같았는데 막상 바뀌면 왜 또 불안한 마음이 생기는 것일까?

알코올중독자들은 술만 끊으면 이전과는 다른 행복한 세상이 나를 기다리고 있을 거라고 믿고 있겠지만 실제로는 절대 그렇지 않다. 그림에 비유한다면 본인들이 그동안 그려 놓은 검정색의 그림을 조금씩 다른 색으로 덧칠해 나가야 하는 상황이라고 볼 수 있다. 이것이 바로 가족과 함께 하는 회복이다. 그런데 안타까운 것은 오히려 회복기에 술을 끊고 나면 이혼율이나 별거율이 2배 이상 높아진다는 점이다. 이것은 전 세계적으로 공통된 연구결과이다.

왜 단주 후 이혼율이나 별거율이 높아지는가?

오히려 단주 후에 본인이나 가족들이 많은 실망을 하게 되는데 어떤 의미에서 단주라는 것은 화장한 여자의 맨 얼굴을 보는 것과 같다고 할 수 있다. 가족의 입장에서는 내가 아는 사람이 아닌 낯선 사람을 본다는 것이 너무 고통스럽고, 알코올중독자의 입장에서는 술을 끊고 회복을 시작하면서 과거에 본인이 저질렀던 또는 자신으로 인해서 상처받았던 것들을 하나하나 확인하며 괴로워하게 된다. 더 이상 그들 앞에는 술이라는 매개체가 없다. 술이라는 안전막이 걷히고 오랜 기간 만들어진 그 처참한 모습들과 상처들을 직면해야 한다. 상처를 직면한다는 것은 그 어떤 사람에게도 쉬운 일이 아니다. 예전에는 싫거나 부정하고 싶을 때면 술을 마셔 버리면 됐지만 회복기에서 술을 마시지 않고 맨 얼굴로 맨 삶 속에서 이런 것들을 직면한다는 것은 엄청난 스트레스인 것이다.

회복기에 있는 사람들은 이런 과정들이 굉장한 스트레스라고 항상 이야기한다. 술을 끊고 나면 단주 후 1년 동안이 제일 힘들다. 그때는 오히려 가족 관계를 위해 더 많이 노력해야 한다. 그리고 그 스트레스가 결국 당신의 회복 과정에 영향을 미칠 수 있기 때문에 일단은 본인의 문제에 집중해야 한다.

알코올중독자의 자녀들(COA), 행복이 뭔지 모른다.

check

■ 아동기 발달 단계에서 COA 문제

- 정체성, 경계선 설정 문제
- 조기성장, 성취에 초점을 둠으로써 성적으로 빠른 발달, 비행의 문제
- 가정 내 적응 문제, 가족 외부에서는 친밀감 형성의 어려움
- 방어, 부인 경향이 강함
- 과도한 책임감
- 트라우마, 애착형성이 강함

COA(Children of Alcoholics)는 알코올중독자의 자녀를 지칭하는 전문용어이다. 가족에 대해 이야기하는 부분 중 가장 중요한 것은 알코올중독자들의 자녀에게서 나타나는 문제가 많다는 것이다. 20세가 넘으면 ACOA라 하여 A(Adult)가 붙는다. 알코올중독자의 자녀들은 정체성(내가 누구인지)이나 경계성(나와 타인을 구분

하는 데 한계)이 완전히 성립되지 않아 아버지가 술을 먹고 어머니와 싸우는 것도 자신의 탓이라 생각하는 경우가 많다.

상담 사례 중 이런 아이가 있었다. 이 아이는 중학교 3학년이 될 때까지 전교 1등을 한 번도 놓친 적이 없었음에도 불구하고 심각한 불면증을 앓고 있었다. 이유를 물어 봤더니 "제가 1등을 해야만 우리 엄마가 행복해하고요, 우리 아빠가 저를 자랑스러워하거든요. 제가 1등을 안 하면 우리 집은 불행해요."라고 답했다. 이 말은 곧 아이가 잘 해야만 우리 집이 유지될 수 있다는 불안감을 말하는 것이다. 아이는 내가 잘 해야 하고 내가 성공해야만 우리 엄마 아빠를 보상해줄 수 있다고 느끼고 있는 것이다. 이런 모습을 보이는 아이들의 심리검사 결과를 보면 매우 불안하고 안정적이지 않은 모습이 나타난다.

물론 이런 아이들도 사회적으로 성공할 수는 있다. 그렇지만 행복하지는 않다. 행복하냐고 물어보면 "행복이 뭐예요?"라고 오히려 되묻곤 한다. 20년 전에 내가 상담했던 전교 1등을 하던 아이가 이젠 30대 중반이 되었고 나름 사회적으로 커다란 성공을 이루었다. 오랫동안 상담을 해왔던 대상자라 아직도 일 년에 한 두 차례 연락이 오는데 요즘에도 행복하지 않느냐고 물어봤더니 이렇게 대답했다.

"선생님 저는 요즘 제일 큰 고민이 행복하지 않은 거예요. 행복이 뭔지 모르겠어요. 뭐가 행복이에요?"

가슴 아픈 대답이다. 이처럼 경계선이 불분명한 경우 자기주장이나 자신의 감정을 표현하는 부분에 있어 어려움을 겪게 된다. 또한 조기성장하게 되어 또래에 비해 굉장히 성숙하다. 이러한 알코올중독자 자녀들은 사회생활을 하는 데 있어 사람들과의 친밀함에도 문제가 발생한다. 지독하게 친밀하거나 지독하게 친밀하지 못한 경우가 많다. 예를 들어 술자리에서 처음 보는 사람을 만나 1시간도 지나지 않아 형 동생으로 가까워지고는 보증까지 서주면서 전 재산을 날리기도 한다. 이런 사람들은 가족 중 분명히 술 문제가 있는 사람이 있다. 지금의 알코올중독자들도 대부분 원가족으로부터의 가족 문제, 즉 술 문제가 있었던 가족의 자녀이기 때문이다. 원가족에게 술 문제가 있었을 경우 알코올중독자들이 경험하는 증상을 가족들이 똑같이 경험한다고 보면 된다.

트라우마와 애착문제, 가족을 괴롭히는 평생의 갈등이 된다.

트라우마와 애착은 가족을 이야기할 때 가장 중요한 두 개의 축이다. 살면서 트라우마를 경험하지 않은 사람은 아무도 없을 것이다. 부모님이 돌아가시거나 또 사랑하는 사람들이 다치고 병들어 가는 모습을 본다는 것은 엄청난 트라우마다. 이런 과도한 트라우

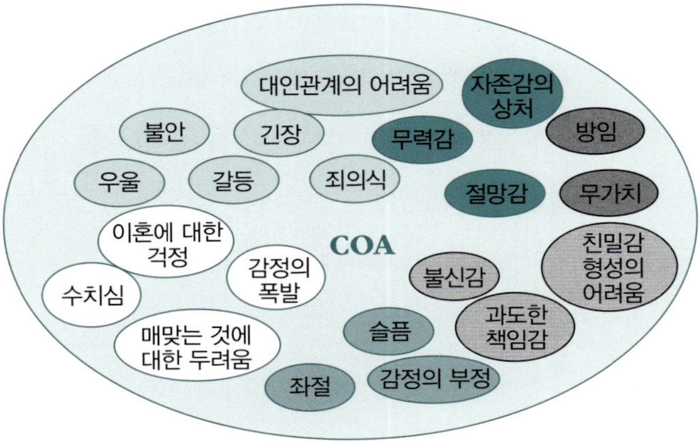

▲ COA의 심리사회적 특성

마를 어린 시절에 일찍 경험해 버리면 평생에 걸쳐 문제가 나타나게 된다. 예를 들어 아버지와 어머니는 내가 평생을 사랑해야 하는 애착의 대상인데, 어머니를 존중하지 않은 아버지를 보고 자란 자녀는 어머니나 아버지를 진정으로 사랑할 수 없다. 어머니를 존중하지 않았던 아버지 또한 사랑할 수가 없다. 이렇듯 트라우마와 애착은 평생을 갈등하게 하는 문제를 일으킨다. 우리나라는 일반적으로 음주에 상당히 관대한 국가이다. 그 어느 나라보다 술을 쉽게 살 수 있고 음주 문화에 매우 허용적이다. 우리가 어렸을 적을 돌이켜보면 명절 때 모인 친척들은 당연히 술을 마셨고, 어린 마음에도 그런 모습들을 보면서 술은 매우 익숙하고 친숙한 것이라고 생각했다. 단언컨대 우리나라 국민 4명 중 1명은 이런 경험이 있을 것이라 생각한다.

COA의 심리사회적 특성을 살펴보면 그림에 나와 있는 것처럼 불안, 갈등, 자존감의 상처, 감정의 폭발, 부모의 이혼에 대한 걱정 등의 어려움을 겪고 있는 아이들이 대다수다.

이런 사례가 있었다. 한 아이가 학교에서 화장실을 잘 가지 못했는데 아이의 이런 특성을 부모는 까맣게 모르고 있었다. 아이에게 이유를 물어보니 엄마와 아빠가 집에서 자주 싸우는데 그럴 때마다 엄마는 집을 나갈 것이라고 했다며 자신이 화장실을 간 사이에 엄마가 정말로 집을 나가 버릴까봐 화장실에 갈 수가 없다는 것이다. 아이의 머릿속에는 언제 우리 부모님이 헤어질지, 또 자신이 언제 버림받을지 모른다는 생각에 갈등이 생길 수밖에 없다.

이런 상황에서 자란 아이들은 무기력해지기 쉽다. 인간의 삶을 지배하는 감정 중에서 가장 최악의 감정은 무력감이다. 무기력하면 삶의 동력이 생기지 않는다. 무기력한 것은 학습된 무기력이라고 하는데 인간의 삶에 매우 심각한 영향을 미친다.

무기력한 알코올중독자 가정의 청소년들에게 "연합고사가 얼마 안 남았는데 공부 좀 하니?"라고 물어보면 "공부해서 뭐해요? 공부하면 뭐가 남는데요? 말해 보세요."라는 대답이 돌아와 오히려 할 말을 잃게 만든다. 비단 무기력뿐만이 아니다. 알코올중독자 가정에서 어머니나 아버지가 자녀들에게 "지 애비를 꼭 닮아가지고, 이 원수 그냥 너 때문에 내 인생 끝났다."는 등의 이야기를 자주 하는데 그렇게 되면 아이들은 자신이 태어나게 된 현실을 원망하며 자신을 부인하게 된다. 어떤 경우에도 내가 나를 인정을 해야 하고, 나는 존재 가치가 있고, 나는 살아야 하고, 나는 이 세상에 축복받은 사람인 것이다. 그런데 "내가 너 뱃속에 있을 때 지우고 저 인간하고 진작 끝났어야 돼."와 같은 이야기를 매일 듣고 자란다면 머릿속에서 그리고 가슴에서 평생의 상처가 될 것이다. 지금부터라도 이 대물림을 멈춰야 한다. 그 주체가 바로 중독자 여러분이다. 즉, 중독자들의 역할이 중요하다. 불행의 톱니바퀴를 멈출 수 있는 사람은 자녀가 아니라 알코올중독자와 그들의 배우자이다.

알코올중독은 가족병

알코올중독은 가족병이다. 가족이 함께 병들었고, 가족이 함께 장애를 이겨내야 한다.

알코올중독자의 가족 이야기를 하다보면 주취 폭력이라는 말이 자주 등장한다. 술과 연관된 대표적인 문제가 가정 폭력이다. 술을 마신 상태에서 폭력을 행사하는 경우가 많고, 배우자에 대한 폭력뿐만 아니라 아동 학대, 노인 학대도 매우 빈번히 발생한다. 신고 접수된 우리나라의 아동 학대, 노인 학대, 배우자 학대 사례들을 분석해 보면 가정 폭력의 65~80%가 술 취한 상태로, 매우 높은 수치를 나타내고 있다. 술을 마셔서 가족이 병든 것이 아니라 술과 연관된 이런 문제들 때문에 함께 병들어간다는 것이다.

그렇다면 알코올중독자의 자녀들이 성인으로 자랐을 때는 아무런 문제가 없을까? 알코올중독자들 중 이런 얘기를 하는 사람들이 있다. "나는 술을 먹고 집에서 조용히 잠을 잔 죄밖에 없다. 나는 술을 먹긴 했지만 애들을 위해서 돈을 벌고 하루도 직장을 빠지지 않았다. 무엇이 문제냐?"

이런 말을 한 사람들에게 "그럼 그 자는 동안에 놓쳤던 수많은 역동을 생각해 보세요. 가족 간의 친밀감, 애정, 소통이 있었나요? 주말에 나들이는 가보셨나요?"라고 되묻는다. 즉, 부모와 함께 할 수 있었던 그 좋은 시간들을 놓친 것이고 중요한 시간에 알코올중독자들이 함께 해주지 못한 것이다. 그렇지만 그 열쇠는 중독자 여러분이 갖고 있다. 그것 또한 단서이다. 여러분이 중단하지 않으면 이 바퀴는 계속 굴러간다. 앞장에서 설명했던 폭주기관차가 멈추지 못하고 계속 달리는 것과 같다. 가족병이라는 것은 함께 병들었다는 뜻이다. 그렇지만 이 병은 불치병이 아니고 얼마든지 치료할 수 있다. 시간은 걸리겠지만 함께 노력해서 함께 고쳐가야 하는 것이다. 계단을 하나씩 하나씩 올라가기도 하고, 두

계단을 올라가다 힘이 들어 하나 내려오면 한 계단 올라간 셈이 되는 것이니 그렇게 생각하라고 조언한다.

남편이 단주를 시작하고 나면 부인들이 나에게 와서 못살겠다고 말한다. 그 이유를 물어보면 "옛날에는 안 그러더니 가계부를 갖고 와라, 너 얼마를 쓰는지 내가 두고 보겠다면서 옛날에 카드값으로 룸싸롱에서 40만 원, 60만 원도 긁던 인간이 나보고 왜 콩나물을 이렇게 많이 샀냐는 등 잔소리를 늘어놓으니 정말 미치겠다."고 한다.

이렇듯 단주 이후의 갈등은 서로가 적응하는 과정이다. 남편도 새로운 생활, 부인도 새로운 생활, 자녀도 새로운 생활. 그러니까 이제는 모르는 사람을 만났다고 생각하는 편이 차라리 편할 것이다. 우리가 낯선 사람을 만나면 이 사람은 뭘 좋아하는지, 이 사람이 어떤 사람인지 계속 탐색하듯이 모르는 사람을 오늘 처음 만난 것처럼 생각해야 한다고 항상 가족들에게 조언한다. 그렇지 않으면 절대로 가족이 회복하는 데 중요한 장애물을 넘지 못한다.

어떻게 하면 톱니바퀴를 멈출 수 있을까?

check

■ **중독가족 개입의 3가지 범주**

- 중독자를 치료 체계에 접근시키고 진입하도록 충전하기 위한 가족 개입
- 중독자의 치료 재활에 음주 및 약물을 남용하는 가족원 및 친척들을 치료에 함께 참여시키는 가족 개입
- 중독으로 인하여 영향을 받은 가족들의 욕구(needs)에 반응하는 권리적 차원으로서의 가족 개입

문제를 해결하는 그 첫 번째 방법은 가족들이 먼저 교육을 받는 것이다. 그런데 그 교육은 반드시 가족과 알코올중독자가 함께 해야 한다. 외국의 경우는 알코올중독자를 입원시키고 가족이 나타나지 않으면 바로 퇴원시키고, 또 중독자의 가족들이 프로그램에 참여한다는 각서를 쓰지 않으면 입원도 시키지 않는다. 왜냐하면 중독자를 입원시켜 놓고 가족들이 두려움에 떨고만 있으면 해결되는 것은 아무것도 없기 때문이다. 알코올중독은 치명적인 바이러스가 아니다. 입원 기간 동안에는 가족도 반드시 교육을 함께 받아야 한다. 그래서 가족 문제를 비롯해 알코올중독이 무언지, 무엇이 문제인지, 재발이란 어떤 것인지 알아야 한다. 가족과 자녀 모두가 서로를 이해할 수 있어야 하고 중독이라는 것에 대해 교육이 되어야만 실수를 막을 수 있다. 무조건 가족이 함께 교육을 받는 것이 가장 중요하다.

두 번째는 치료 과정에 가족도 함께 참여하는 것이다. 치료 과정 동안 중독자와 가족들이 경험한 어려운 점들을 함께 나누면서 서로를 이해하고 보고 느끼고 경험하게 하기 위함이다. 외국에서는 가족들을 일주일간 같이 입원시키기도 한다. 우리나라는 아직까지 이런 프로그램은 없지만 꼭 필요한 부분이고 매우 중요하다.

세 번째는 퇴원한 이후 최소 1년 이상 가족 프로그램을 함께 받는 것이다. 그래서 가족 치료가 필수적이다.

이 세 가지가 맞아 떨어지면 문제는 해결되고 충분히 극복할 수 있다. 알코올중독은 불치병이 아니다. 함께 손을 잡았을 때 훨씬 더 빨리 극복할 수 있기 때문에 이제라도 알코올중독자들이 가족과 손을 잡고 함께 회복의 길을 걸었으면 한다. 중독을 이겨내려면 2인 3각 경기처럼 알코올중독자와 그 가족이 함께 힘을 합쳐 발맞춰 나가야 한다.

제 2 장

음주와 건강

술은 나에게 쓸모없는 위안이었습니다.

_____ 연세대학교 원주의대 정신건강의학과 **민성호** 교수

음식이나 약도 그렇지만 술 또한 우리 몸 안에 들어가면 여러 가지 영향을 미친다. 이 장은 그 부분에 대한 전반적인 내용을 담고 있다.

술이 주는 쾌감의 유혹

사람들은 술이 과연 우리에게 어떠한 쾌감을 주는가에 대한 질문을 많이 한다. 그러나 이 부분에 대해 공부하는 사람은 거의 없고 대부분 몸소 느끼게 된다. 술이 주는 쾌감 중 제일 좋은 것은 기분이 좋아지는 것이다. 누군가와 싸우고 싶거나 사랑하고 싶은

기본적인 충동들을 우리의 초자아라는 이성이 억제하는데, 술을 마시게 되면 이런 부분들이 해제되어 평소 점잖았던 사람들이 흥분하고, 공격적이 되고, 목소리가 커지기도 하는 것이다. 이러한 것들은 탈억제작용의 가장 대표적인 현상으로 이로 인해 음주 후 여러 가지 사고나 실수들을 많이 하게 된다.

check

■ **술이 주는 쾌감**

- 탈억제작용 : 흥분 고양, 공격성, 충동성
- 중추신경억제작용
  - 마취, 마비효과
  - 진정, 수면효과
  - 항불안효과
  - 운동조화, 언어장애
- 기억, 인지, 판단, 주의기능 저하

탈억제를 차로 비교한다면 '브레이크 고장' 같은 개념

차는 브레이크로 속도를 조절하며, 특히 내리막길에서는 브레이크를 밟고 천천히 내려간다. 하지만 술에 취하면 브레이크 작동에 문제가 생긴다. 즉, 탈억제현상이 일어나 속도를 줄이지 않고 질주를 하게 되고 사람의 본능대로 하려는 속성이 나타나게 되는 것이다.

술을 마시면 기분이 좋아지는 사람이 있다는 반면에 옛 생각을 떠올리면서 슬프고 눈물이 난다는 사람들은 어떠한 이유 때문인가?

일반적으로 사람들은 슬프거나 괴로운 생각들을 자신도 모르게 무의식의 영역으로 가둬두는데 술을 마시게 되면 이렇게 감정을 가둬두었던 기능들이 해제되면서 다른 사람들로부터 받았던 상처가 떠올라 눈물을 흘리기도 하고, 누군가를 향한 미움이나 화 나는 감정들을 표현하게 된다. 이 모든 것들이 탈억제작용에 해당된다. 또한 술을 더 많이 마시게 되면 뇌의 중추신경 작용에 마비가 생긴다. 영화에서 총상을 입은 환자에게 술을 마셔 취하게 한 뒤 총알을 빼는 것은 술이 뇌의 중추신경을 마비시켜 통증을 느끼지 못하게 만들기 때문에 가능한 것이다. 또 어떤 사람들은 불안할 때 술을 마시기도 하고, 잠을 자기 위해 술을 마시기도 한다. 알코올중독자들은 이러한 행동들이 수십 년간 습관으로 이어져 중독으로 진행되었다고 볼 수 있다.

중독자가 술을 찾는 이유 – 자동으로 떠오르는 술 생각

check

- **중독자는 왜 술을 마시나?**
  - 습관적으로 (비가 내리니까, 좋은 안주 등)
  - 가장 익숙한 행동 (기쁠 때나 슬플 때나)
  - 불안과 외로움을 떨치려고
  - 분노, 스트레스 때문에
  - 잊고 싶어서
  - 잠이라도 자고 싶어서

대부분의 사람들은 비가 오면 '오늘은 비가 와서 좋다'라고 생각하지만, 술을 자주 마시는 사람들은 '이럴 때는 빈대떡에 막걸리지'라는 생각을 하면서 술과 연관시킨다. 일반적인 사람들은 중식당에 가서 맛있는 요리를 접할 경우 부인과 아이들을 생각하지만 술을 마시는 사람들은 '이건 술과 같이 먹어야 되는데'라고 생각하는 경우가 많다. 또 계곡에 가서 고기를 구워 먹을 경우에도 술이 생각나는데 이 모든 것들이 뇌에서 자동적으로 술과 연관되어 나타나는 현상이다. 술에 대한 모든 것에 매우 익숙해져 있기 때문이기도 하다. 다시 말해 술자리에서 술을 권하고, 같이 떠들고 웃고 이야기하는 데 가장 익숙해져 있고 심지어는 노래방에서도 술을 마셔야 노래가 나온다고 하기도 한다. 그리고 불안하고 외로울 때도 술을 마시는 경우가 많은데, 화가 나거나 스트레스 쌓일 때 '우리 술 한 잔 하러 가자', '한 잔 하고 풀자'는 등의 이야기를 하면서 좋지 않은 기억들을 모두 잊은 채 잠이 들고 싶어서 술을 찾게 되는 것이다. 단주 중이라 하더라도 이렇게 술 생각이 자동적으로 연결되는 상황 때문에 다시 술을 마시게 되는 경우가 많다.

중독이 되면 술을 끊기가 어려운 이유 – 금단의 긴 터널

check

- **중독이 되면 왜 끊기가 어려운가?**
  - 금단증상 발현
    - 음주 양을 줄인지 12시간 경과 후부터
    - 불안, 진전, 빈맥, 발한, 혈압상승, 악몽 등
    - 불쾌하고 강렬
    - 금단증상을 피하기 위해서 계속 음주
  - 금단 후 심각한 합병증 : 섬망, 간질

다음은 '왜 술을 못 끊느냐'에 대한 내용으로 앞서 설명했던 술을 찾는 이유와 유사하다. 술을 잘 끊고 있다가도 스트레스 때문에 잠이 오지 않아서 또는 화가 난다는 이유 등으로 술을 다시 마시게 되기도 하지만, 신체적 금단증상으로 인해 다시 술을 마시게 되는 경우도 많다. 보통 술을 마시지 않고 12시간 정도가 지나면 불안, 초조, 두근거림 등의 감정을 느끼면서 손에 땀이 나기도 하고, 더 심한 경우는 심해진 수전증으로 숟가락질을 할 때 국물을 흘리지 않으려면 그릇에 입을 대고 먹어야 될 정도가 되는 등의 여러 가지 금단증상들이 나타난다. 혈압이 오르기도 하고, 불면증에 시달린다거나 수면 중에 자꾸 꿈을 꾸기도 한다. 이러한 증상에 따른 괴로움을 피하기 위해 다시 술을 마시게 되는 경우 등이 금단증상 때문에 술을 끊지 못하는 이유이다. 물론 더 심각한 금단증상으로 환청과 환시 또는 간질과 경련 등의 증상이 나타나는 경우도 있지만 단순히 불안하고 초조해지고 땀이 나는 것 등도 금단증상에 속한다.

술로 인한 신체적 변화

알코올은 마취도 시키지만 알코올로 소독을 하기도 하는데, 소독을 한다는 것은 나쁜 균을 죽이는 것을 말하며 알코올은 그러한 나쁜 균뿐만 아니라 정상세포에게도 많은 해를 입힌다.

check

■ **술 때문에 흔히 발생하는 신체질환**

- 간질환
- 위장관질환
- 순환기질환
- 성기능장애
- 신경염
- 사고, 화상, 사망

술은 입에서부터 항문까지 흘러가는 동안 정상세포들을 모두 암세포로 바꾸는 작용을 한다. 즉, 입에서부터 혀 · 식도 · 후두 · 위 · 간 등 술이 지나가는 부위 모두 암이 발병할 확률이 증가하는 것이다. 담배도 술과 마찬가지로 담배 연기가 지나가는 모든 곳에 암 발생 위험률을 높이는데, 술을 마시면서 담배를 피울 경우 암이 발병할 확률이 매우 높아지게 된다. 저자가 원주시 귀래면에서 조사한 바에 따르면, 술을 많이 마시는 150명과 술을 마시지 않은 150명을 나눠 조사한 뒤 8년 후 다시 추적 조사를 한 결과 술을 전혀 마시지 않는 사람에 비해 음주를 하는 집단은 4배, 흡연까지 같이한 집단은 24배 이상 질병발생률이 높은 것으로 조사되었다. 이렇듯 술과 담배를 같이 했을 경우 여러 가지 질병들이 발생하는데 그 중 가장 대표적인 것이 바로 암이다.

술과 담배를 같이 하면 더하기(+)가 아니라 곱하기(×)

담배만 피웠을 경우 6배의 질병이 발생한 것에 비해 술을 같이 마시면 4×6, 즉 24배가 된다.

check

■ **알코올성 간질환의 종류**

- 알코올성 지방간
  - 나른함, 식욕부진
- 알코올성 간염
  - 손바닥이 붉어짐, 딸기코
  - 심한 권태감, 황달, 가려움증, 복통, 메스꺼움
- 알코올성 만성간염, 간성혼수
- 간경화
  - 황달, 복수, 다리부종, 여성형 유방비대

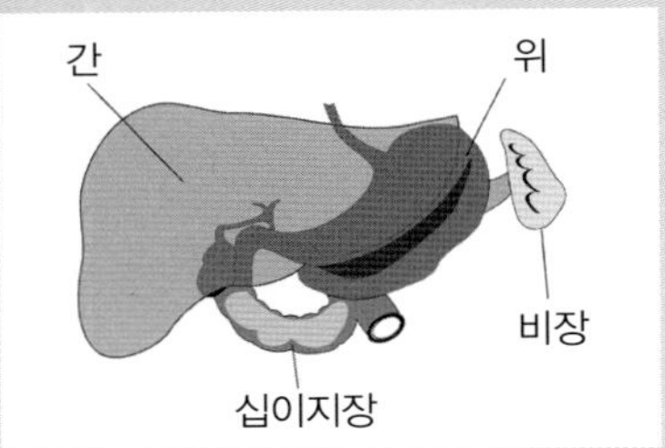

다음은 술이 원인인 여러 가지 질병에 대한 내용을 살펴보도록 하자.

가장 대표적인 증상이 지방간이다. 술은 간의 여러 대사기능에 관여하는데 특히 지방을 축적시킨다. 하지만 지방간은 우리 몸에 특별한 증상을 보이지 않고 알코올성 간염으로 쉽게 진행된다. 일반적으로 벌레에 물리면 그 부위가 붓고 빨갛게 변하면서 염증이 생기는 것처럼 술로 인해 간에 염증이 생기면 열이 나고 빨갛게 부풀면서 갈비뼈 안쪽에 위치하던 간이 밑으로 튀어 나오게 된다. 우리 선조들이 해부학과 관련된 해박한 지식을 가졌다고 생각되는 부분이 이런 사람들을 보고 '간이 부었다'라고 표현한 점이다. 실제로 간이 부어 갈비뼈 밑으로 나오게 되면 피곤하다거나 딸기코, 또는 황달증상 등이 나타난다. 황달은 보통 피부색이 노랗게 바뀌는 것을 통해 알 수 있는데 황인종은 특성상 피부색의 변화가 잘 보이지 않아 주로 눈 흰자의 색으로 체크한다. 환자나 주위 알코올중독자들의 눈을 보면 노랗고 탁한 경우가 많은데 단주 후 1~2달이 지나면 눈이 맑아지기 시작한다. 그래서 단주하고 있는 사람들을 볼 때 눈이 얼마나 맑아지는지 유심히 살펴야 한다. 그리고 더 심해진 경우에는 간경화에 걸리기도 한다. 염증이 생겨 부어 있는 간에서 죽은 세포들은 소금에 절인 배추같이 쪼그라들게 되는데 간이 '쪼그라들고', '딱딱해지고', '돌처럼' 단단해지면서 오히려 크기가 작아지는 것이 간경화다. 이때는 간 기능이 현저히 저하되어 알부민이 부족해지고 굳어진 간 조직으로 출입이 어려워진 혈액은 배로 빠져 나가게 된다. 그래서 간경화가 생긴 사람들은 복수가 차서 배가 나오는 것이다.

또 다리의 혈관을 통해 올라오는 혈액이 간을 지나가지 못해 다리에도 부종이 생긴다. 식도에서도 혈관을 통해 피가 간으로 내려 가지 못해 막히면서 식도 주위에 있는 혈관들이 바깥으로 튀어 나와 식도정맥류 등의 병이 생긴다. 간경화의 이러한 증상은 명절 때 고속도로가 정체되어 자동차들이 우회국도로 빠지는 현상에 비유할 수 있다.

또 한 가지 여성형 유방이라는 증상이 나타나기도 한다. 남자들에게도 여성호르몬이 있는데 간에서의 해독작용이 원활하게 이루어지지 않아 남아 있는 여성호르몬이 체내를 돌아다니게 되면서 남자임에도 불구하고 가슴이 나오는 현상이다. 술을 많이 마시는 사람들은 심한 경우 남성에게서 젖이 나오기도 한다.

다음은 위(胃)에 관한 내용이다.

위에는 강산(염산)이 있는데 강산이 필요한 이유는 우리가 고기를 포함한 여러 가지 음식을 먹을 때 꼭꼭 씹어 먹지 않더라도 위 안에 있는 염산이 음식을 녹여 대사작용을 돕기 때문이다. 쇠고기나 닭고기 등을 먹어도 위 안에서 다 녹아 없어지지만 정작 위가 녹지 않는 이유는 위 점막에 콧물과 같은 점액이 코팅되어 있기 때문이다.

문제는 술을 마시면 산의 분비가 많아지면서 술이 위 점막을 녹이고 희석시킨다는 것이다. 그렇게 되면 염산이라는 강산이 우리 위도 녹이게 된다. 위를 녹인다는 것은 손에 염산 한 방울을 떨어뜨렸을 때 살이 파이는 것처럼 위에도 염증이 생기고 그로 인해 쓰린 듯한 통증을 느끼게 되는데 이것이 바로 위염이다. 여기에서 조금 더 심해지면 위궤양이 된다. 위궤양은 주변에 염증이 생겨 꼭 '달 분화구'와 같은 모양을 나타내며, 계속해서 술을 마시면 분화구 가운데가 계속 파이면서 구멍이 생기는데, 이것이 바로 위천공이다.

check

■ **흔히 보는 췌장질환**

- 췌장염
  - 알코올 섭취가 주원인
  - 음주 후 복통, 체중 감소, 황달, 식욕감퇴
- 췌장암
- 당뇨병

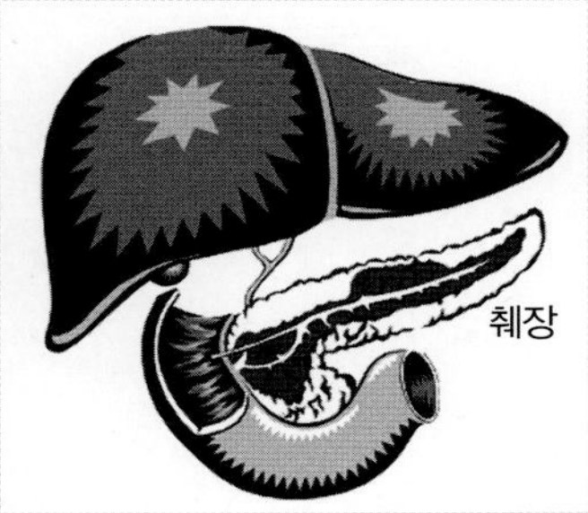

다음은 췌장에 대해 알아보자.

술을 마시면 배가 아픈 사람들은 췌장염을 의심해 봐야 한다. 췌장은 우리 몸에 많은 소화효소를 분비하는 기관으로 위의 아래, 십이지장 옆쪽에 있다. 대부분의 췌장염은 술 때문에 나타나며 이는 췌장암도 마찬가지이다.

췌장에서는 당을 분해하는 호르몬인 인슐린을 분비하는데, 췌장에 염증이 생기면 인슐린 분비 기능을 상실하게 되어 쉽게 당뇨가 생기게 된다.

당뇨는 신경을 침범하기도 한다. 술을 많이 마시면 당뇨가 생겨 손끝이나 발끝의 신경에 염증이 생기면서 손발 끝이 저리는데, 더 심한 경우 마비증상이 나타나기도 하고, 처음에는 따끔따끔 아픈 증상으로 시작되다가 시간이 지나면서 말초신경염으로 진행되기도 한다.

발이 저려서 잠을 못 자고, 바늘로 찌르는 것처럼 아프다면, 모두 신경염 때문인가?

신경염 때문일 가능성이 가장 높다. 위에서 설명한 바와 같이 술에는 마취, 마비효과가 있어 환자들이 술을 마실 때는 아픈 줄 모르다가 오히려 병원에 입원한 후에 마취, 마비되었던 것들이 풀려 이곳저곳 아픔을 호소한다. 농사짓는 사람들이 흔히 술기운에 일을 한다는 말이 바로 마취효과인 것이다. 그러나 술기운에 일한다는 것은 결국 몸이 망가지는 과정이기 때문에 매우 위험하다.

check

■ **술이 뇌 및 신경계에 미치는 영향**

- 뇌세포를 녹이는 알코올
- 감각기능저하
- 소뇌의 마비 : 갈지자 걸음
- 기억력 저하, 건망증
- 성격 변화, 우울증, 불안증
- 정신병, 의처증
- 다발성 말초 신경병

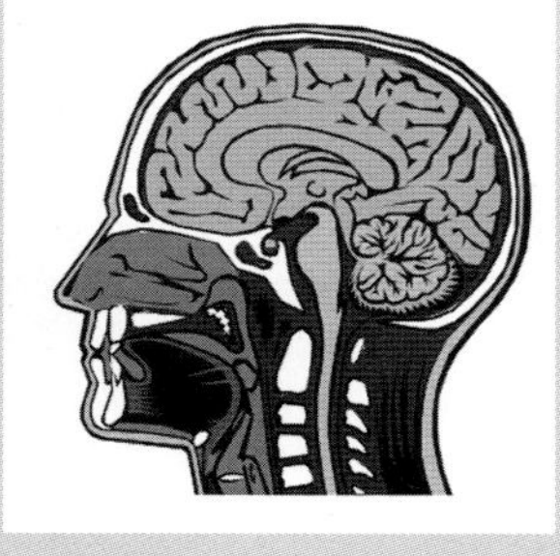

발끝에서부터 머리까지 온 몸의 실처럼 가는 신경들이 모여 척추에서 큰 동아줄 같은 척수가 되고, 그것이 뇌에서 다시 실타래처럼 뭉쳐 뇌를 만들게 된다. 술을 한 병 정도 마시면 소뇌가 마비되는데, 비틀거리며 걷는다거나 말을 할 때 혀가 자꾸 꼬이는 증상들은 소뇌의 마비에서 오는 현상들이다. 알코올 섭취는 결국 손끝, 발끝, 말초의 신경뿐만 아니라 뇌세포와 신경세포들도 죽이게 되는데, 이런 증상들이 반복되면 건망증, 기억력 저하, 치매 등이 발생하게 된다. 그 외에도 성격이나 감정을 관리하는 부분에 있는 신경세포도 변하게 하여 인격장애, 우울증, 불안장애 등을 일으키기도 한다. 알코올 환자들에게 가장 많이 나타나는 의처증 또한 이러한 신경세포가 변해서 나타나는 증상 중 하나이다.

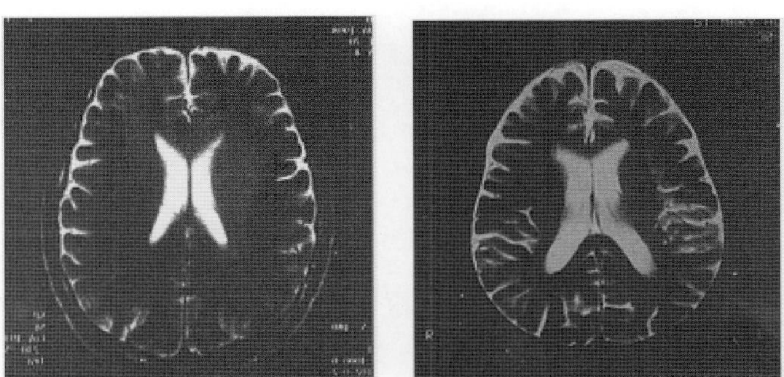

정상 뇌 뇌 위축

▲ 정상 뇌와 뇌 위축 비교

그리고 술을 마시면 평소 정상일 때 팽팽했던 뇌세포들이 죽고 쪼그라들면서 빈 공간이 생기는데, 이 빈 공간에 뇌척수액들이 채워지게 된다. 그 결과 뇌척수액이 많이 모여 있는 뇌실도 넓어진다. 사진은 실제 알코올중독환자의 MRI 사진으로 뇌세포가 죽은 빈 공간에 뇌척수액이 채워져 하얗게 보이는 부분이 넓게 나타나 있다.

check

■ **술이 성기능에 미치는 영향**

- 남성호르몬의 감퇴
  - 고환 위축
  - 성욕 감퇴
- 여성호르몬 증가
  - 여성형 유방
  - 피부 및 체모 변화
- 성기 근육의 약화
  - 발기부전

뿐만 아니라 술을 마시면 남성의 경우 남성호르몬이 저하되고 고환이 작아지면서 성욕이 감퇴된다. 또한 여성호르몬이 증가하여 오히려 피부가 좋아진다거나, 여성의 유방형태가 되고 몸에 털이 빠지게 된다. 그리고 성기는 근육으로 발기되는 것이 아니라 혈액의 증가로 발기되는 것인데, 술로 인해 성기능 저하도 나타나게 된다. 이러한 성기능 저하는 자신이 배우자에게 충분한 만족을 가져다주지 못할 것이라는 죄책감이나 미안함에서 시작되는 의처증 등을 불러일으켜 부부 사이에 심각한 갈등을 초래하기도 한다.

술로 인한 심리적 · 성격적 변화

술은 성격이나 감정 등에 영향을 미쳐 인격장애를 일으키기도 한다. 낮은 자존감으로 인해 자기연민에 빠져 '세상은 공평하지 않다', '항상 나만 피해를 보는 것 같다'라는 생각을 하게 되고 또한 다른 사람 입장은 생각하지 않고, 지기 싫어하며, 항상 내 생각이 옳다는 등의 자기중심적인 사고에 빠지게 된다.

check

■ **술이 원인이 되는 인격장애**

- 자기연민, 원망, 분노, 낮은 자존감
- 부정, 핑계대기, 부정적 성격
- 자기중심적, 경직된 성격
- 충동적, 경쟁적, 자극적 성격
- 과잉책임감, 완벽성
- 현실도피, 책임회피, 자살

그 외에도 충동적이거나 지나치게 경쟁적일 수 있고, 자신이 모든 일에 마무리를 다 해야 하고 주위의 모든 사람들을 챙기는 등의 과잉 책임감을 보이기도 한다. 이러한 성격들은 단주 중인 상태에서도 그대로 남아 있어 문제가 된다. 예를 들어 여전히 밖에서는 다른 사람들의 뒷마무리를 다 하고 다니고 집에서도 자기주장이 강해 배우자와의 갈등이 생기는 것이다. 이때 배우자는 오히려 술을 먹을 때가 더 편했다는 얘기를 한다. 이러한 갈등이 깊어지면 회피하거나 도피하고 싶어져 결국은 삶 자체도 마감하고 싶다는 생각을 하게 되기도 한다. 이 모든 것은 술로 인해 생기는 인격의 변화이다.

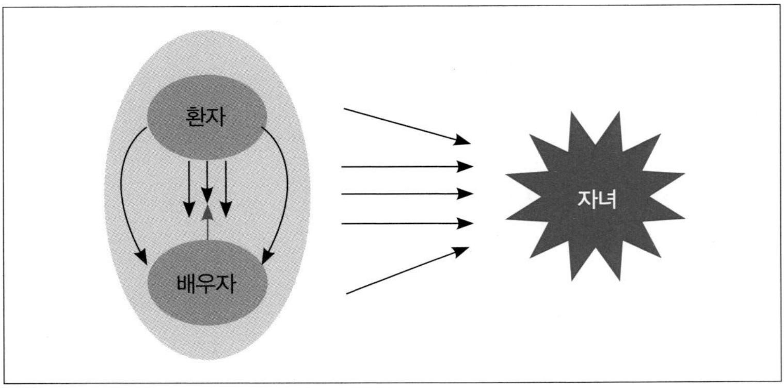

▲ 가족의 영향, 자녀 문제

술을 마시고 집에 들어갔을 때 그 배우자는 “왜 연락도 없이 이렇게 늦게 와? 또 술이야?”와 같은 말들을 하는 경우가 많은데 그러다보면 환자는 “내가 돈 버느라 얼마나 힘들었는지 알아? 사회가 그렇게 평탄한 줄 알아?”라는 말을 하면서 언어적, 신체적인 폭력을 행사하기도 한다.

이 모습을 지켜보고 자란 자녀들은 부모님의 불안이나 갈등 등 모든 것을 자신의 탓으로 잘못 생각하여 오해하게 되는 문제가 발생하는데, 이러한 알코올 문제가 있는 부모의 자녀들에게 공통적으로 나타나는 현상이 똑똑하고 조숙하다는 것이다. 텔레비전에 나오는 소년소녀 가장들을 보면 집안일을 다하고, 학교에서는 모범생이고, 집에서는 아픈 아버지의 뒷바라지도 한다. 하지만 그런 행동들은 정상적인 아이들의 모습이 아니다. 아이들은 자기가 하고 싶은 것들을 마음껏 하고 자기 감정을 표출해야 하는데, ‘아버지가 오늘도 술 드시고 오셨어? 나 때문에 드신 건가? 내가 더 공부를 열심히 해야 되는 건가?’라고 눈치를 보면서 과잉 책임감이 생기게 되고, 조숙해지고, 소년소녀 가장들처럼 똑순이가 되는 문제들이 나타난다.

check

■ **술로 인한 가족의 영향, 자녀 문제**

- 가정 불화
- 배우자 학대, 자녀 학대, 양육태만
- 동일한 심리변화
  - 부정, 분노, 자기연민
  - 고립, 불신, 책임전가, 두려움, 의존
- 가족의 정신 질환, 비행 청소년
- 별거, 이혼, 가정 파괴
- 알코올 가족의 대물림

이러한 자녀들이 자라 사춘기를 맞으면 '이것은 내 문제가 아닌데, 아버지가 잘못한 건데….', '나는 왜 다른 집처럼 행복한 가정에서 태어나지 못했을까?'라는 생각을 하게 되면서 다른 여러 가지 행동들(사춘기 때의 비행)로 이어져 가출이나 학교에서의 문제 등으로 표출되게 된다. 중요한 것은 이러한 아이들이 성인이 되었을 때 부모의 모습을 닮는다는 것이다. 결혼을 하면 남자 아이들은 배우자에게 아버지와 똑같이 행동하는 모습을 보이게 된다. 또 여자 아이는 자신은 술을 마시지 않지만 가장 익숙한 것이 아버지의 술 취한 모습이므로 아버지와 비슷한 모습의 배우자를 만나게 된다. 술 문제가 있는 사람과 결혼을 하게 되고 그것이 대를 이어 반복되는데 만약 결혼 후에 헤어지고 다시 재혼을 했을 경우에도 비슷한 사람을 만나게 되는 경우가 매우 많다. 그 이유는 자신이 살아오는 동안 가장 익숙하고, 가장 잘 대처할 수 있고, 또한 그들을 가장 잘 이용할 수 있었던 모든 것이 자신의 몸에 배어 있기 때문이다. 알코올병은 생물학, 유전학적으로도 대물림되지만 이러한 가족의 역동도 대물림된다.

check

- **술로 인한 직장 문제, 사회 문제**
  - 대인관계 문제 (직장 동료 등)
  - 근무 소홀, 업무수행 저하
  - 안전사고, 실직
  - 음주운전사고
  - 폭력, 범죄, 성폭력
  - 사회적 손실 : 24조 원

다음은 직장과 사회에서 발생하는 문제이다. 술로 인해 근무 소홀, 지각, 결근 등을 하게 되고 심지어는 안전사고나 추락사고 등이 발생하기도 한다. 그래서 요즘은 공사현장에서 음주에 관한 안전사항을 철두철미하게 관리하고 있다. 그 외에도 폭력, 살인, 성폭력 등 음주상태에서 발생하는 사회적문제로 인해 연간 24조 원의 비용이 소요되고 있다.

다음은 최근 들어 가장 심각하고 중요한 자살률에 관한 내용이다. 현재 우리나라는 OECD국가 중에 자살률 1위이다. 예를 들어 자살 시도로 인해 원주세브란스기독병원 응급실로 이송되어 오는 환자가 1년에 대략 400명 정도인데, 그 중에서 60~70%가 음주 중에 자살을 시도하는 사람들이다. 연구 결과에 따르면 알코올중독 환자들 중 40%는 자살을 시도하거나 자살하였고, 실제로 알코올중독자의 7~15%가 자살로 사망한다고 한다.

알코올병 = 정신적 암

정신에도 암세포와 같은 깡패 세포가 자라 암과 같은 병이 생기는데 그것이 바로 '알코올병'이다. 이 깡패 세포에 의한 알코올병은 암처럼 언제 생기는지 알기 힘들며 발견하는 것도 쉽지 않다. 초기에는 술을 많이 먹는 정도, 술을 좋아하는 정도로 알고 있다가 점점 진행되면서 어느덧 '이게 아닌데?'라는 생각을 하게 되고, 그러다 보면 '어, 저 사람 이상해'라는 말을 듣게 되면서 병은 더 깊어져 가는 것이다.

현대의 암은 조기에 발견할수록 결과가 좋아지는 것처럼 알코올병도 암과 마찬가지로 조기에 치료하면 좋아진다. 알코올병은 암처럼 우리 온몸에 영향을 미치고 신체적, 정신적, 심리적으로도 가족 모두에게 영향을 미친다. 알코올중독이라는 병은 치료하지 않으면 결국 사망하게 되며, 이렇게 되면 가족이나 사회에 피해와 손실을 입히게 된다. 알코올 환자들이 지역사회에서 건강하게 일할 때 우리 사회가 더 발전할 수 있다. 알코올병을 가진 사람들은 우리 사회에서 자신이 가진 그 기능을 충분히 수행하지 못하게 되어 사회적으로 손실을 입게 되는 것이다. 즉, 알코올병은 인생 전체에 영향을 미치며 정신 영역에서도 암과 같은 질환이다.

환자 역할에 충실해야 한다.

그렇다면 환자는 어떻게 해야 할까? 환자라는 것이 부끄러운 일은 아니다. 스스로 원하여 병에 걸리는 것이 아니기 때문이다. 알코올이라는 병도 마찬가지로 걸리고 싶어서 걸린 것이 아니기 때문에 전혀 부끄러워 할 필요가 없으며 오히려 떳떳하게 자신이 환자임을 알리는 것이 치료에 도움이 된다.

기본적으로 환자는 하지 말아야 할 것과 해야 할 것이 있다. 먼저 병원에 가는 것은 해야 할 것이고, 위험한 곳에 가는 것은 하지 말아야 할 것이다. 술을 1~2년 정도 끊은 환자들 중에는 술자리에서 술을 마시지 않는 모습을 멋지게 보여주고 싶어 술자리에 꼭 참석한다는 경우가 있는데, 이런 행동은 피해야 할 행동이다.

괜히 위험한 곳에 갈 필요가 없는 것이다. 암에 걸린 환자들이 음식 하나, 반찬 하나까지도 가리면서 좋은 것만 섭취하려 하듯이 알코올중독 환자들도 마찬가지로 나쁜 것과 하지 말아야 될 것은 되도록 멀리 하면서 전문가와 가족들에게 도움과 조언을 요청하고 알코올병을 치료한 선배들에게 조언과 충고를 듣는 것이 필요하다.

check

■ **중병일 때 중요한 요소**

- 의지력
- 나으려는 동기
- 피할 것은 피하자.
- 해야 할 것을 하자.
- 보호자의 역할
- 환자의 역할

중병은 의지만으로 고쳐지는 병이 아니다. 쉽게 말해 우리가 코감기에 걸렸을 때 의지만으로는 콧물이 멈춰지지 않지만, 항히스타민제제나 감기약 등을 구입하여 복용하면 콧물이 멈추는 것처럼 알코올병도 의지만으로 고칠 수 있는 병이 아니다. 의지가 약해서 병을 고치지 못하는 것이 아니라 병이기 때문에 의지만으로는 고치기 어렵다. 나으려고 하는 동기를 갖고, 피해야 될 것은 피하고, 충분한 휴식을 취하면서 해야 할 것들을 규칙적으로 실행해 나갈 때 회복의 가능성은 높아진다. 그리고 이때 보호자의 역할이 매우 중요하다. 보호자들이 알코올중독을 병이나 암으로 생각하지 않고 "맘만 먹으면 끊을 수 있는데 왜 이래.", "좀 더 잘해봐." 하면서 환자에게 부담을 주는 경우가 많다. 이것은 갓난 아기에게 과일을 깎으라고 과도를 쥐어 주는 것과 같은 행동이다. 가족들은 알코올중독 환자들을 중병을 앓고 있는 나의 배우자, 나의 부모라고 생각하면서 해야 할 것과 해줘야 할 것들을 분명히 하고, 환자들은 치료자나 보호자 역할을 하려 하지 말고 환자 역할에 충실해야 한다. 때론 간호사에게 엉덩이를 보이고 주사를 맞아야 하는 것처럼 치료진에게 자신을 맡기면서 환자 역할을 충실히 해나갈 때 중병을 고칠 수 있기 때문이다.

25년 전 알코올병에 대한 이해가 조금 부족했던 한 선배 정신과의사가 알코올병을 "죽어야 낫는 병"이라고 했지만 이제는 그렇지 않다. 알코올병은 치료가 가능한 병이고, 치료가 되어 회복되었을 때는 그 회복 정도가 다른 질병과는 비교할 수 없을 만큼 회복되는 질환이다. 심지어 알코올병에 걸렸기 때문에 더 성숙해질 수도 있다. 열심히 치료를 받는다면 알코올중독은 반드시 치료된다.

제 3 장

알코올중독 수용하기

이제는 술 앞에 무력하였음을 시인합니다.

——— 가톨릭 관동의대 정신건강의학과 **기선완** 교수

알코올중독이 질병으로서 널리 알려진 것은 20세기 초부터이다. 그렇지만 아직도 많은 사람들이 알코올중독을 질병으로 생각하지 않는다.

역사적으로 알코올중독은 매우 오래된 병이다. 성경에 보면 술에 취해 옷을 벗은 채로 동굴에 들어가 있는 노아를 자식들이 데리고 나오는 장면이 있는데 이때 술에 취한 노아가 자신의 막내 아들에게 저주를 퍼붓는다. 이처럼 성경에서도 알코올중독자들은 자신의 문제를 남한테 투사하는 모습이 있었다. 또한 이집트의 오래된 벽화에도 알코올과 관련된 그림들이 있다고 한다.

check

■ **알코올중독의 역사적 배경**

- 고대부터 내려온 병
- 질병으로서의 인식은 20세기 초부터
- 성격장애와 혼동, 질병으로 인식을 하지 못함. 일반적으로 알코올중독으로 사회적 지지체계를 모두 상실한 사람들만을 환자라고 생각함.
  – 인격파탄자, 부랑인, 폐인, 구제불능, 의지가 약해서, 술을 너무 좋아해서 등

알코올중독이 질병으로서 널리 알려진 것은 20세기 초부터이다. 그렇지만 아직도 많은 사람들이 알코올중독을 질병으로 생각하지 않고 술을 조금 많이 마시는 편이라거나 성격이 좋아서 혹은 애주가일 뿐이라고 이야기한다. 또한 알코올중독자라고 하면 사회적 지지체계를 모두 상실한 사람들만을 환자라고 생각하여 철도역에 신문지를 깔고 소주병을 옆에 둔 채 누워 있는 사람들이나 부랑인, 또는 술주정뱅이를 떠올리지만 사실 우리 주위에는 술이 조절되지 않는 사람들이 아주 많다.

알코올중독이라고 하면 가장 먼저 떠오르는 이미지는 직장도 없고, 가족도 없고, 몸도 추스르지 못하고 길거리를 떠도는 노숙자의 이미지가 제일 먼저 떠오르는데, 그게 다가 아니라는 말인가?

우리 주위의 알코올중독자들을 조사해 보면 술로 인해 여러 가지 사회적 지지체계가 다 무너져 그들의 가족 또한 매우 고통받고

있는 것을 알 수 있다. 하지만 이것은 빙산의 일각일 뿐 알코올중독자는 우리가 생각하는 것보다 훨씬 더 많다.

check

- **알코올의존(Dependence) = 알코올중독**
  - 물질에 대한 생리적인 반응 : 내성, 금단
  - 조절능력 상실(Loss of Control)
  - 심리적, 사회적 기능 장애(Negative Consequence)
  - 사용한 기간, 양, 술의 종류와는 상관이 없다.

의존은 남용과 달리 중독 상태를 만성적으로 유지하게 되었다는 것을 의미한다. 이러한 의존에는 가장 큰 특징 세 가지가 있다.

첫 번째는 물질을 사용할 때 조절이 불가능해지는 것이고, 두 번째는 술을 마시지 않았을 때 금단과 갈망, 내성 등 생리적인 반응이 생기는 것이다. 여기에서 갈망은 너무 좋아서 자꾸 추구하게 되는 욕구를 말하며, 술을 마시지 않았을 때 발생하는 불편감은 금단, 같은 효과를 느끼기 위해 더 많은 양의 음주를 해야 하는 경우를 내성이 커졌다고 한다. 마지막으로 세 번째는 사회적 기능에 지장이 생기고 일상생활 기능을 유지하는 데 어려움이 발생하여 부정적인 결과를 초래하게 되는 것이다. 예를 들면, 학교에서 공부하기도 어렵고, 가정생활이나 직업을 유지하기도 어려워지는 것인데 이러한 현상들은 의존의 대표적인 중요한 증상들이다.

알코올중독과 알코올의존은 같은 말로 이해해도 무방한가?

알코올중독을 의학적인 용어로 알코올의존이라 하는데 알코올중독과 알코올의존은 거의 같은 의미이며 개념의 차이가 없다.

금단증상의 출현은 알코올중독이 상당히 진행되었다는 증거

check

- **금단(Withdrawal)**
  - 술을 끊고 나서 생기는 증상
  - 자율신경계 흥분 증상, 정신병적 증상, 간질 발작
  - 술을 다시 마시면 금단증상 소실

금단증상이란 어떠한 물질을 오래 사용하다가 갑자기 중단하게 되면 그 물질로 인해 익숙해져 있던 몸과 뇌의 혈중농도가 떨어지면서 몸이 요동치게 되는 것을 말한다. 대표적인 증상으로 자율신경계가 흥분하여 나는 식은땀이나 불안, 초조, 불면증, 수전증 등이 있고, 더 심해지면 환각증상을 경험하기도 한다. 다시 말해 술을 계속 마시다가 신체쇠약 또는 경제적인 이유 등으로 더 이상 술을 마시지 못하게 되면 갑자기 불안해지면서 식은땀이 나기도 하고 천장에서 벌레나 뱀이 보이는 등 공포심이 심해지고 피해망

상이 생긴다. 이렇게 너무 괴로울 때 다시 술을 마시게 되면 거짓말처럼 그런 증상들이 없어진다. 그래서 알코올중독자들이 이러한 금단증상을 없애기 위해 아침부터 술을 마시는 것이다. 따라서 해장술을 마신다고 하면 매우 위험한 단계라고 볼 수 있다.

가족들은 손을 떤다 말하고 본인은 떨지 않는다고 말하는 경우가 있다. 이런 경우 술을 마셔서 금단증상이 사라진 상태라고 봐야 하는가?

해장술을 마시는 사람들이 자랑스럽게 "술은 술로 풀어야 한다."고 표현하는데, 이 말은 이미 알코올중독이 상당히 진행되어 신체적으로 생물학적인 변화가 일어나 술 없이는 살기 힘든 상태가 된 것이라고 봐야 한다. 나도 모르는 사이에 뇌와 몸이 술에 중독된 상태이다.

check

- **내성(Tolerance)**
  - 취하기 위해 점점 더 많은 양의 술이 필요하다.
  - 전에 마시던 양으로는 전과 같은 술기운을 느낄 수가 없다.
  - 간의 알코올 대사 효소와 관련된다.

다음은 내성에 관한 설명으로 알코올중독을 진단하는 데 있어 매우 중요한 부분이다. 일반적으로 우리 몸에는 술을 분해하는 효소의 양이 충분하지 않지만 술을 자꾸 마시게 되면 알코올 분해효소 및 기능이 올라가 술을 전보다 많이 마실 수 있게 된다. 그래서 처음에 마셨던 정도의 양으로는 기분이 좋아지지 않고 점점 양을 늘려 더 많이 마셔야 취기가 오르고 "옛날에 마셨던 양으로는 간에 기별도 안 온다."라는 표현을 하게 된다. 이것이 바로 내성이다. 내성 또한 알코올중독으로 진행되는 중요한 생리적인 반응 중 하나이다.

흔히 말하는 "먹다보니 주량이 는다"는 것이 이런 경우인가?

그렇다. 그러나 반대로 간경화 등으로 건강이 악화된 사람들이나 육체적인 노화로 쇠약해진 노인들이 "나는 하루 종일 소주 반병밖에 안 먹는다.", "한 병만 마셔도 취한다.", "그런데 내가 왜 중독이냐."라는 말을 하는 것을 많이 볼 수 있는데 이것은 대사할 수 있는 능력이 떨어지거나 중독이 많이 진행되어 몸이 상해 마시고 싶어도 더 이상 마실 수 없는 상황에 이르게 된 것이므로 이러한 현상 또한 중독이라고 할 수 있다.

check

■ **알코올중독의 진단**

- 환자가 가지고 있는 증상만으로 진단
- 통계학적으로 의의가 있는 진단 기준
- DSM-5
- ICD-10

정신과에서는 내과에서와 같이 피를 뽑아 공복혈당이 얼마 이상이면 '당뇨병', 또는 혈압을 측정하여 수축 이완혈압이 얼마 이상이면 '고혈압', 혹은 엑스레이나 CT촬영을 해서 무엇인가 보이면 '○○병'이라고 진단할 수 없다. 환자를 포함한 가족과 세밀하게 면담을 하고 최근 1년간의 중요한 현상학적 증상들을 확인한 후 진단한다. 따라서 숙련되고 관련 분야에 경험이 많은 정신과 의사가 환자나 가족과 깊이 있는 면담을 시행한 후 진단하는 것이 매우 중요하다.

알코올중독의 가장 중요한 핵심은 조절력 상실

알코올중독 진단에서 가장 중요한 부분은 무엇인가?

조절음주가 되지 않는 것이 모든 증상 중 가장 중요한 부분이다. 그렇다면 조절이라고 할 수 있는 음주의 양이나 한계가 정해져 있는가?

그렇지 않다. 남자 여자, 즉 성별에 따라 다르고 젊으냐 노인이냐에 따라 다르다. 소주가 아닌 맥주를 마신다거나 소주를 한 병만 마신다고 해서 조절을 잘 하고 있다고 할 수는 없다. 왜냐하면 적은 양의 술을 마시더라도 충분히 취할 수 있고 어떠한 문제가 발생함에도 불구하고 적은 양이라도 술을 마시는 패턴이 반복된다면 조절음주를 한다고 볼 수 없다.

스스로 조절음주가 되는지 안 되는지 확인할 수 있는 기준이 있는가?

조절음주 가능 여부는 무 자르듯이 이야기할 수 없다. 알코올중독자와 가족에 대해 경험이 많은 의사가 면담 및 진단과 관련된 신뢰도와 타당도를 가진 평가도구들을 활용하여 기준에 따라 중독이라고 진단한다. 만약 회식이나 모임에 딱 한 잔만 마시기로 하고 참석했다가 1차, 2차, 3차까지 또는 2박 3일 동안 계속해서 폭음하게 되고 다음날 블랙아웃을 경험하는 등 후회할 정도의 문제가 반복적으로 생겨 가족들이 싫어하고 비난한다면, 또 주위 사람들이 본인과 술 마시기를 피한다면 알코올중독이라고 봐도 무방하다. 이런 사람들은 술을 마심으로써 일상생활 및 사회적 기능에 문제가 생기고 이로 인해 부정적인 결과가 초래되는 일을 반복적으로 경험하게 된다. 예를 들어 부인과 꼭 참석해야 하는 중요한 처가의 결혼식에 전날 술을 먹고 너무 취해서 부인이 혼자 울면서 갔다면 이런 상황 또한 본인이 마땅히 해야 할 기능을 하지 못하고 부정적인 결과가 초래된 경우이고, 이런 일이 반복적으로 발생한다면 중독이라고 의심할 만 한다.

배우자와 음주문제로 계속 말다툼을 하게 되거나 잔소리를 한다면 실제로 문제가 있는 것인가?

술 문제로 초래된 부정적인 결과 중 생물학적인 것으로는 잦은 음주로 인한 췌장염, 위궤양이 생기고 간경화가 생기는 것, 정신적인 부분으로는 자존감이 떨어지고 짜증이 많아지고 기억력이 떨어지거나 성격이 변하고, 우울증이 생기고 수면장애를 경험하거나 가족들 간의 심한 갈등(아빠의 술 냄새 때문에 딸이 피하는)이 발생하는 것 등이 있다. 이렇게 부정적인 문제들로 인해 가족들 간, 동료 또는 대인관계까지 문제가 초래되는 것이 바로 알코올중독이다. 이외에도 블랙아웃과 함께 반복적인 기억력 상실, 술기운이 떨어지면 불안하고 안절부절못하고 식은땀이 나며 손이 떨리기 시작하는 금단증상을 경험하게 된다. 또한 술로 인해 다음날 업무에도 지장을 준다면 이 또한 알코올중독을 염려해야 하는 상황이다.

본인이 느끼는 것보다 가족들은 더욱 괴로워하고 있으므로 가족과 주치의의 말을 믿어야 한다.

자신의 중독을 인정하지 않는 부정은 중독이 진행될수록 강해진다.

check

■ **한국의 알코올중독자들의 특징**

- 자의입원이 거의 없다. (법적, 사회적 장치와 운용의 한계)
- 병식이 없음
- 성격의 왜곡
- 일반 의학적 문제 동반
- 치료팀에게 불평, 불만, 요구가 많음
- 이중 진단(우울증, 다른 중독 병발)
- 가족 간의 문제, 현실적인 문제 동반
- 대부분의 환자가 이미 신체적, 심리적으로 심한 상태에서 내원

우리나라는 알코올중독자들을 치료하는 데 어려운 점이 아주 많다. 스스로 "내가 환자입니다."라며 병원에 찾아오는 경우는 거의 없고, 오더라도 가족들이 더 이상 견딜 수 없는 지경이 되어 환자를 데리고 오는 경우가 많은데 이런 경우 10명 중 8명은 알코올중독이 상당히 진행된 경우가 대부분이다. 그리고 우리나라는 술에 대해 사회적으로도 매우 관용적이어서 본인이 알코올중독이라는 생각을 거의 하지 못한다. 그리고 환자들의 이야기를 들어봐도 본인만큼 술을 마시는 사람이 주위에 많다고 하는데, 이는 술

을 좋아하고 비슷한 성향을 가진 사람들끼리 어울리게 되고 술을 싫어하거나 체질적으로 마실 수 없는 사람들은 함께 어울리지 않기 때문이다. 따라서 실제로 중독자 주위에는 술 문제가 있는 사람들이 많이 모여 있을 가능성이 높다. 또한 이런 사람들은 오랫동안 알코올중독 문제가 진행되었기 때문에 마음의 상처도 깊고, 소외감 등을 느끼면서 성격도 많이 바뀌게 되어 치료하기가 쉽지 않고 본인의 문제를 온전하게 받아들이지 않는 경우가 많다. 그 밖에도 알코올중독자들은 간경화, 말초신경염, 위궤양 등의 의학적인 문제를 많이 가지고 있다. 술을 마실 때에는 이런 증상에 대해 전혀 느끼지 못하다가 병원에 찾아와 술을 끊게 되면 속도 쓰리고 손발도 저리고 허리도 아프다는 것을 느끼게 된다. 또한 의학적인 증상을 경험하면서 의사나 간호사들에게 불평과 불만을 늘어놓고 자기주장만을 내세워 치료자들과 관계가 점점 더 나빠진다. 뿐만 아니라 기억기능이 많이 떨어지고 성격 문제, 수면장애 문제, 우울증이 동반되어 정신의학적 증상을 보이기도 하고 재정적인 문제나 치료비 등으로 가족과의 갈등이 깊어지기도 한다. 이렇듯 알코올중독자들은 여러 가지 이유로 신체적, 심리적, 그리고 가족들과의 관계에 있어 상처가 깊어 치료하기가 매우 어렵다.

술 문제는 위에서 설명한 바와 같이 여러 가지 복합적인 문제들이 종합적으로 해결되어야만 비로소 해결 가능해진다. 그래서 술 문제를 치료하는 것을 종합예술이라 표현하기도 한다. 많은 사람들이 병원에 입원하게 되면 "술을 끊겠으니 제발 퇴원시켜 주세요."(애걸형)라고 하거나, "퇴원시키지 않으면 가만두지 않겠다."(협박형)고 한다. 이들은 모두 본인의 문제를 받아들이기 어려워하며 마음속 깊은 상처를 가진 사람들이다. 그러므로 치료자들은 이 사람들이 알코올중독으로 살아오면서 받은 마음의 상처를 공감해 주고 이해해 주어야 한다. 이러한 공감과 이해를 바탕으로 한 끈끈한 유대 관계가 이루어질 때 치료가 시작되기 때문이다.

술을 조절할 수는 없다. 내 생활을 조절할 수 있을 뿐이다.

check

■ **음주 조절 실패**

- 술을 끊겠다고 장담하지만 번번이 실패
- 음주 조절이 아니라 술에 대항하여 자신의 인생 조절
- 회복
  - 회복의 과정은 서서히 진행한다.
  - 비록 중독이지만 그럼에도 불구하고…
  - 삶의 의미, 가족에 대한 용서와 사랑

많은 알코올중독자들이 술을 줄일 수 있다고 말하지만 중독 상태에서 술을 줄인다는 것은 불가능한 일이다. 그러므로 본인이 술

을 조절해서 마실 수 없다는 사실을 겸허히 인정하고 받아들이면서 술이 더 이상 내 인생과 내 생활을 망가트리지 않도록 내 생활과 내 삶을 조절해야 한다. 다시 말해 그동안 술로 인해 잘못 살았던 태도나 생각, 혹은 잘못된 습관, 행동, 관계 등을 정상화시키면서 내 인생을 열심히 조절하고 관리하며 살아야 한다. 따라서 술을 조절해서 마시겠다고 장담하는 것 자체가 첫걸음이 잘못된 것이다. 겸허한 마음으로 진실되게 스스로의 마음을 들여다보고 과거 행동을 생각하면서 '나는 정말로 술을 조절해서 마시는 것이 안 되는구나. 그래서 내 인생에 크게 지장이 생기는구나. 더 이상 술을 마시다가는 내 인생이 온전하게 유지가 안 되겠구나.'라는 것을 깨닫고 술이 더 이상 본인의 인생에 끼어들어 인생을 망치는 일이 없도록, 자신의 인생을 조절하고 관리해야 한다.

삶의 의미를 찾고 새롭게 보람된 인생을 살아가는 과정, 그것이 치료이자 회복인 것이다.

한 번 조절음주가 안 되는 사람들은 죽을 때까지 조절음주가 불가능한 것인가?

이 부분은 단적으로 결론내리기 어렵다. 12~13년 이상 단주를 해오다가 환갑이 되어 술을 마신 후 과거의 음주행태보다 더 심각해진 환자가 있었다. 성격도 변했고 가족들에게 소리를 지르면서 계속 술만 찾고 술 없이 못사는 예전의 모습으로 돌아갔다. 이 외에 20년 동안 단주했다가 재발한 경우도 있다.

외국의 유명한 연구결과에 따르면, 술을 많이 마시는 사람들을 대상으로 50년 동안 추적조사를 하여, 그들이 70세 되던 해에 어떻게 지내는지 확인했더니 사망했거나 그렇지 않으면 술을 끊었다고 한다.

결국 이 병의 끝은 술을 끊고 건강해지거나, 조절음주에 대한 미련을 놓지 못해 못 끊고 죽는 것 둘 중 하나라는 것인가?

신이 아니기 때문에 세상의 모든 현상을 정확하게 단정적으로 말할 수는 없다. 하지만 10년 이상, 20년 혹은 그 이상 단주한 사람들이 술을 다시 마시게 되었을 때 처음과 똑같아지는 것은 사실이다. 또한 알코올사용장애 범주에 속하는 사람 중 경한 상태가 아니었던 환자의 경우, 조절음주가 되지 않으면서 분명한 금단증상을 경험했고, 그 밖에 여러 가지 문제가 나타난 경험이 있다면 그런 경우는 단주가 유일한 방법이다. 그렇지만 술에 대한 것은 포기하더라도 단주하는 인생 자체가 굉장한 삶의 의미와 보람을 주는 '새로운 인생의 등불이 열리는 것'이라고 긍정적으로 이해하고 희망적으로 생각하는 것이 좋다.

회복의 변화는 서서히 진행되지 갑작스레 항복하듯 변하지 않는다.

자신이 정말로 중독이 아니라고 했다가도 변화하는 사람들이 있는데, 중독을 인정하는 변화의 단계들이 있는 것인가?

사람들은 변할 때 서서히 변화하고 그 변화에는 단계가 있다. 그래서 치료자들이 알코올중독자들을 도울 때는 그 사람들의 변화 단계를 이해하고 그 수준에 맞추어 도움을 주는 것이 중요하다.

숙고 전 단계 : 변화할 뜻이 전혀 없는 단계

처음에는 단주에 대한 생각이 전혀 없는 경우가 대부분이다. 본인의 술 문제에 대해 깊게 생각하고 있지 않다가 건강이 나빠지거나 가족과 문제가 생기면서 본인의 문제를 조금씩 의심하거나 고민을 시작하게 된다.

숙고 단계 : 문제에 대해 고민하는 단계

이 단계에서 적절한 개입이 이뤄지면 '아, 나도 술을 끊기는 끊어야 되겠다.'라고 준비하는 마음이 생기는데 이때 단주로 인한 이득, 즉 술을 끊어서 생기는 이득과 술을 많이 마셔서 생기는 문제점들에 대해 본인이 스스로 균형추를 맞추게 되면 단주에 대한 결심을 하게 된다.

결정(준비) 단계 : 단주를 고민, 결심하고 구체적인 방법을 찾는 단계

'이제 더 이상 술을 마셔서는 안 되겠구나.', '평생 먹을 술 다 마셨구나.' 이렇게 결정한 후 다음은 행동으로 옮기게 된다. 그럴 때에는 어떻게 행동으로 옮겨야 하는지 구체적으로 도와줘야 한다. 그러나 세월이 흐르면서 여러 가지 유혹에 휩싸이게 되면 단주를 유지하는 것이 쉽지 않게 된다.

실천 유지 단계 : 단주를 실천하고 유지하는 단계

굳게 단주를 결심하고 계속 단주를 유지하는 단계다. 그러나 여러 가지 유혹을 잘 이겨내는 사람이라도 재발할 수 있다.

재발 : 음주 유혹에 넘어가는 시기

재발을 하게 되면 위의 단계들을 다시 거치게 된다. 그래서 치료자나 가족들은 알코올중독자들이 단주에 대한 동기가 어느 정도이고 어떤 수준인지 잘 파악하고 환자가 더 좋은 방향으로 변화할 수 있도록 도와주는 것이 매우 중요하다. 우리나라는 알코올중독이라는 병을 치료하기 위해 스스로 병원을 찾아오는 경우도 있지만 자의 반, 타의 반으로 오는 경우가 대부분이므로 이런 사람들에게 처음부터 '알코올중독임을 인정하고 항복하세요.'라고 하는 것은 바람직하지 않다. 그리고 회복은 100m 단거리 시합이 아닌 마라톤의 과정이므로 지치지 말고 용기를 가지고 천천히 나아가야 한다. 오랫동안 술을 마셔온 사람들을 보면 한이 많은 경우가 대부분인데 모든 것을 술로 해결하려다 보니 인생이 너무 고달프고 힘들고 어려워지는 것이다. 알코올중독자들이 회복할 수 있는 길은 용서하고 화해하고 사랑하는 길이지 한풀이, 분풀이, 고집, 자존심 세우기가 아니다. 이 문제를 인정하고 더 중요한 술 문제에 집중해야 비로소 회복이 시작된다.

제 4 장

중독과 뇌

뇌에서는 어떤 일이 벌어지기에 내 의지만으로 끊지 못하나요?

——— 건국의대 정신건강의학과 **서정석** 교수

일상의 소소한 행복을 위해 우리는 열심히 살아간다. 그러나 단순히 행복감을 느끼기 위해서라면 쾌락중추를 강하게 자극하는 술, 담배, 마약을 복용하는 것이 훨씬 더 쉽다.

1950년대 초 밀러와 올즈 박사가 뇌 기능을 연구하기 위해 쥐의 뇌에 관한 중요한 실험을 했다. 이 기계는 뇌를 자극할 수 있도록 한 전기 스위치를 스스로 누를 수 있도록 만든 장치였다.

실험쥐가 페달을 누르면 전기 자극이 발생되는데, 페달을 누르면 전기가 흐르면서 쥐의 뇌는 전기에 감전된다. 대부분의 다른 쥐들은 전기 감전에 혐오반응을 보였지만, 특정 뇌 부위가 감전된 쥐는 계속, 그리고 반복하여 페달을 밟았다.

실험동물은 수 시간 동안 계속해서 전기 자극 페달을 밟았으며, 굶어서 배가 고파도 옆의 먹이는 거들떠보지도 않고 마치 감전에

중독이라도 된 것처럼 반복하여 페달을 밟았다.

바로 이 쥐의 특정 뇌 부위가 이후의 연구에서 도파민 공장이 있는 '복측 피개 영역'인 것이 알려졌다. 이는 인간에게도 존재하며 이 부위는 측좌핵과 연결되어 '보상회로' 또는 일명 '쾌락중추'라고 부르게 되었다.

check

■ 보상회로(쾌락중추)의 발견

- 왜 뇌 전기 스위치를 자꾸 누를까요?
  - 전기자극에 대한 정적 강화를 매개하는 뇌의 부위를 동물에게서 처음으로 발견함
  - 스키너 상자에 들어간 쥐들이 스스로 지렛대를 누르면 뇌의 특정 부위에 전기 자극이 주어지도록 학습시킴
  - 배가 고픈 상태에서 먹이를 주어도 무시하고, 오히려 지렛대를 누를 만큼 강력한 보상을 제공하는 뇌 부위를 발견

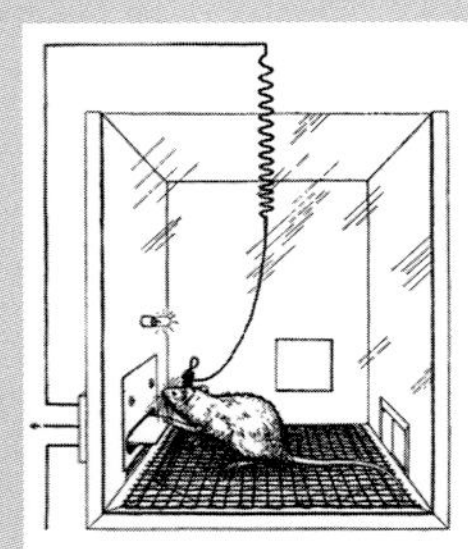

논문에 의하면 실험쥐는 지렛대를 약 1,500번 이상 누르다가 굶어 죽었다고 한다. 실험쥐가 전기 자극으로 인해 쾌감을 느꼈던 곳은 뇌의 가운데 부분인 복측 피계령(도파민 공장이 있는 곳)이라는 부분인데, 이곳을 자극하게 되면 측좌핵이라는 곳에서 내인성 마약(엔도르핀)이 분비된다.

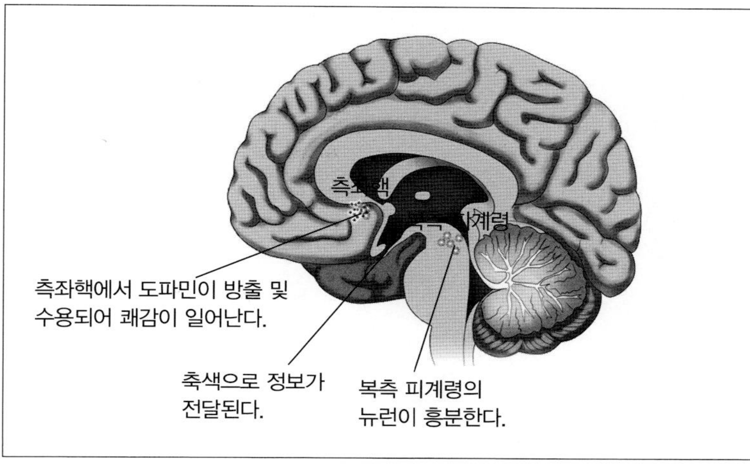

▲ 사람의 뇌 부위 보상회로의 모습

엔도르핀이란?

엔도르핀(eodogenous[내인성]+morphine[모르핀])의 합성어)이란 물질은 황수관 박사에 의해 널리 알려졌는데 황수관 박사가 처음 발견한 것은 아니고 원래 인간의 뇌에 존재하면서 강력한 진통 작용을 갖고 있는 일종의 뇌 호르몬이다. 엔도르핀은 강력한 진통이 필요한 고통스러운 상황뿐만 아니라 칭찬을 받거나 사랑할 때, 엄마가 갓 태어난 아기와 애착관계를 형성할 때에 분비되는 매우 강력한 뇌 호르몬이다. 그 외에도 남들과 경쟁해서 이겼을 때나 목표를 세우고 열심히 공부하여 그 성과를 이루었을 때의 쾌감 등, 이러한 것들은 복측 피계령에서 분비된 도파민으로 인해 최종 결과로 행복감을 느끼는 것이다.

흔히 술을 마시거나 담배를 피우면 "기분이 좋아진다", "스트레스가 풀린다"는 등의 이야기를 자주 하는데 이때도 뇌의 복측 피계령이 자극되어 도파민이 분비되고 그 작용으로 쾌감을 느끼게 되는 것이다.

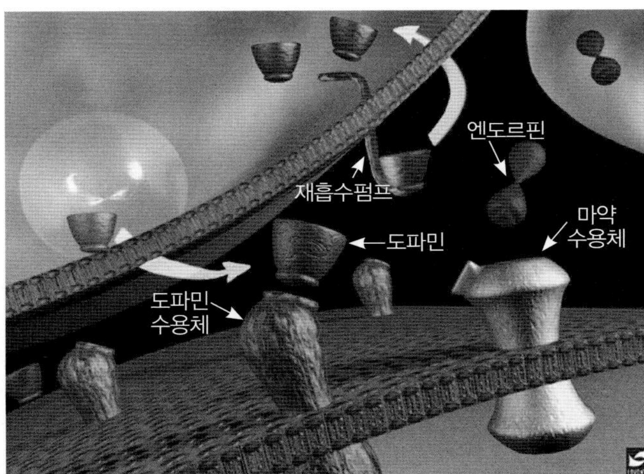

▲ **뇌 속의 도파민 활동**

이 부위에 자극을 받으면 도파민이 분비되면서 쾌락을 느낀다.

도파민이 분비되는 일상적인 상황 중에서 가장 강력한 예는 바로 사랑, 애정 어린 상황들이다. 예를 들어, 아이가 엄마에게 웃음을 지으면서 '나 여기 있어요.'라는 표시를 보내면 엄마가 안아주게 되는데 이때 아이와 엄마에게는 매우 많은 양의 도파민이 분비된다. 남녀 간의 애착, 애정관계도 마찬가지다.

자연적 보상과 인위적 보상?

어제까지 알지 못했던 새로운 지식을 알았을 때의 쾌감, 한 문제를 밤새도록 고민하다 풀었을 때의 쾌감, 너무 먹고 싶었던 맛있는 음식을 먹었을 때의 쾌감 등 우리는 이렇게 일상적인 여러 상황에서 쾌감을 느낀다. 이때 음식, 지식, 애정 등은 자연적 보상물이라 한다. 그러나 술, 담배, 마약 같은 물질이나 게임, 도박 같은 인위적 행위 등도 쾌락을 유발하는데 이를 인위적 보상물이라 한다. 자연적이던 인위적이던 보상이 주어지면 보상중추에서 도파민이 분비되는 것은 동일하다. 그러나 여러 실험결과, 인위적 보상에 의한 반응이 자연적 보상에 비해 훨씬 강한 반응을 유발하는 것으로 밝혀졌다. 즉, 사랑, 성취, 음식을 먹었을 때보다 도박, 마약, 담배, 게임에 의한 반응이 훨씬 강력하다는 것이다.

바꿔 말하면 중독되기 쉽다는 의미이다.

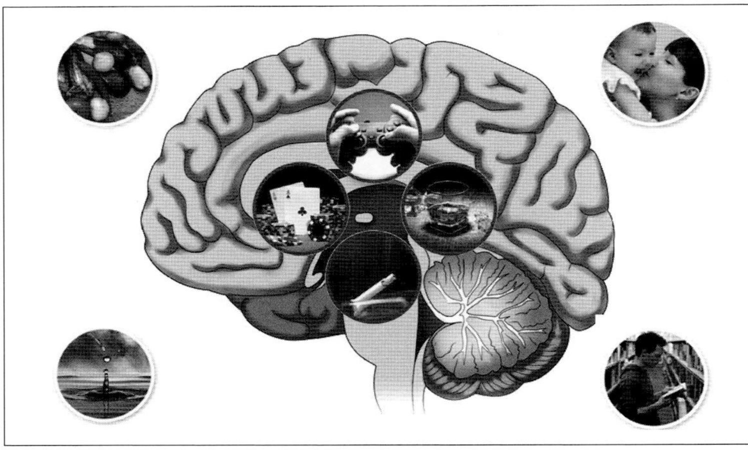

▲ 보상의 종류 : 자연적 보상, 인위적 보상

중독은 뇌의 병?

중독으로 진단하기 위해서는 몇 가지 조건이 필요하다. 첫 번째는 그 물질이나 행동을 경험한 후에 큰 쾌감을 얻고 그것을 갈망하여 물질 섭취 또는 특정 행동의 반복을 지속하는 것이다. 두 번째는 반복하다가 스스로 중단하지 못하여 자신의 통제력이 상실되는 상태다. 세 번째는 물질 섭취나 행동을 일시적으로 그만둔

후에 특정 금단증상이 생기거나 또는 내성이 생긴 상태다. 내성이란 이전에 섭취한 양으로 예전 같은 효과를 보지 못하거나 동일한 효과를 보기 위해 점차 그 양이 늘어나는 것을 의미한다. 예를 들면 예전엔 소주 반 병만 마시면 취했는데 이제는 한 병 이상을 마셔야 취하게 되는 것 등이다. 사람들은 이러한 현상을 술이 늘었다고 표현하지만 과학적으로 설명하면 지속적인 알코올로 뇌가 그만큼 헐어버린 결과다. 마지막 네 번째로는 통제가 안 되는 반복된 물질 섭취와 행동 반복으로 인해 사회적, 직업적 기능에 문제가 발생한 경우이다.

check

- **술, 마약 같은 물질의 중독**
  - 사고, 갈망, 행동 변화(강박적 지속 사용)
  - 내성, 금단증상
  - 기분 변화, 충동성 조절 곤란
  - 대인관계, 사회적, 직업적 기능의 문제

위와 같은 4가지 현상들을 보일 때 '중독'이라 진단한다. 그렇다면 이러한 중독에 대해 좀 더 자세히 살펴보도록 하자.

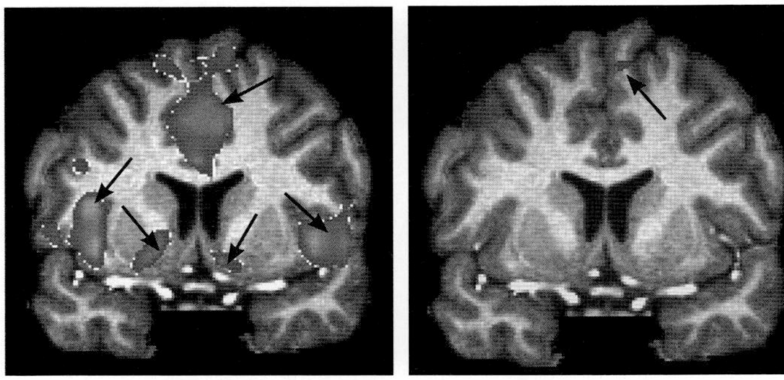

▲ **알코올중독자에게 술 사진을 보여줬을 때의 뇌 사진**

위의 사진은 현재 알코올중독인 사람과 그렇지 않은 사람에게 술과 관련된 사진을 보여주면서 촬영한 뇌 사진이다. 정상인들은 뇌에 아무런 반응이 나타나지 않는 반면 알코올중독자의 뇌는 술 사진만으로도 엄청나게 과활성화된 부분이 나타났다. 사진에서 화살표가 가리키고 있는 부분들이 앞에서 설명한 복측 피개 영역과 측좌핵, 그리고 전두엽의 일부인 대상피질이라는 부분이다. 이곳은 쥐의 전기 스위치 실험에서 쾌감반응을 보였던 곳과 일치한다. 이렇게 술 사진에 과도한 반응을 보인다는 것은 알코올중독자들의 뇌가 정상인과는 달리 중독되었다는 것을 의미한다.

또한 현재는 술을 끊었지만 과거에 알코올중독자였던 사람들에게 술 사진을 보여주어도 알코올중독자와 유사한 반응이 나타난다. 이는 꽤 오랜 시간에 걸쳐 중독된 뇌에 기능변화가 일어났음을 의미한다. 즉, 상처가 아물어도 흉터가 남듯이 단주한 기간에 따라 달라지긴 하겠지만 아직 뇌에는 알코올중독의 흔적이 남아 있다는 의미다.

한편, 마약중독자나 만성 흡연자에게도 마약 관련 사진을 보여주거나 담배를 상상하게만 해도 정상인에 비해 알코올에 반응했던 뇌와 유사한 부분에서 활성화 반응이 나타났다. 최근 담배를 끊은 사람들에게 드라마나 영화 속 흡연 장면은 뇌의 담배에 대한 갈망을 유발하므로 금연 의지가 꺾일 수 있다. 현재 TV 드라마에서 흡연 장면을 자제하도록 하는 이유도 이런 뇌 과학적인 이유를 근거로 하고 있다.

이렇듯 그 강도나 횟수에 따른 차이는 있겠지만 뇌는 술이나 마약, 담배, 도박, 게임을 통해 쾌감을 경험하면 그 쾌감을 오래도록 기억한다.

'인이 박이다', '인박이다?

어르신들이 하시는 말씀 중 '인이 박이다' 또는 '인박이다'라는 말을 들어본 적이 있을 것이다. 여러 차례에 걸쳐 그 행동이 버릇이 되다시피 한다는 의미지만, 좋은 쪽보다는 좋지 않은 의미로 사용될 때가 많은 것 같다. 중독도 바로 '인이 박이다'라는 표현이 가장 정확한 표현이다. 우리가 흔히 말하는 게임 폐인들에게 게임과 관련된 사진을 보여줬더니 앞에서 설명한 알코올이나 마약으로 인해 활성화되었던 뇌의 부위와 동일한 곳에서 반응이 나타났다. 도박에서도 동일한 결과가 나왔다. 즉, 중독이 되면 뇌는 그 종류와 상관없이 비슷한 반응을 보인다.

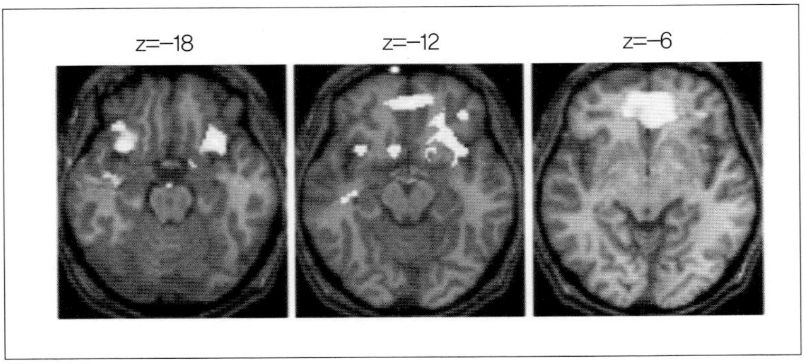

▲ 게임 중독자에게 게임 사진을 보여주었을 때

물질 의존에서 활성화되는 뇌 부위와 유사한 부위가 반응한다.

물론 코카인처럼 단 한 번만 경험해도 평생을 못 잊고 갈망하게 되는 경우도 있지만 결국 무엇인가를 10여 년 이상 오랜 기간 반복하다보면 결국 뇌에는 인이 박이게 되는 것이다.

뇌 과학적으로 중독의 첫 번째 조건은 갈망하고 기억하면서 반복한다는 것이다. 갈망은 처음 경험하고 그 경험을 기억하는 것에서 시작되며 종합적으로 보면 뇌의 해마, 편두, 전두엽이 다 필요한 복합적인 과정이다.

두 번째는 내성이 발생하는 것이다. 내성의 사전적 의미는 동일한 효과를 보기 위해 점점 더 많은 물질이나 자극이 필요한 상태를 의미한다. 예를 들어 처음에는 담배를 하루에 반 갑보다 적게 피우던 사람이 점차 그 양이 늘어 한 갑 이상을 피우게 되는 상태다. 이때 장기간의 흡연으로 니코틴 수용체가 닳아서 그 반응성이 줄어들기 때문에 이전과 유사한 쾌감을 얻기 위해서는 이전보다 더 많은 담배가 필요한 상태가 되는 것이다. 즉, 뇌가 헐어서 생기는 현상이다.

술도 마찬가지다. 술을 마시면 알코올이 뇌세포로 들어가기 위해 세포막을 통과해야 한다. 장기간의 음주는 뇌세포막을 딱딱하게 만들어 그 반응성이 줄어들게 만들며, 또한 뇌의 주요 신경전달물질들을 헐게 만든다. 결국 이전과 유사한 술 취한 쾌감을 느끼기 위해 점차 음주량이 늘어난다. 물론 이때 간에서 알코올 분해 효소의 생산이 증가되어 술이 세졌다고들 한다. 이 역시 지나친 음주에 대한 신체의 적응 기전의 결과이다. 즉, 내성이란 쓰지 않아도 될 애를 추가적으로 쓰는 상태다. 따라서 뇌는 힘들 수밖에 없다.

check

■ **내성**

흡연 초기에 수용체 증가. 담배를 오래 피우면 담배 수용체가 줄어든다. 그래서 동일한 효과를 얻기 위해 더 많은 양의 담배를 피우게 된다.

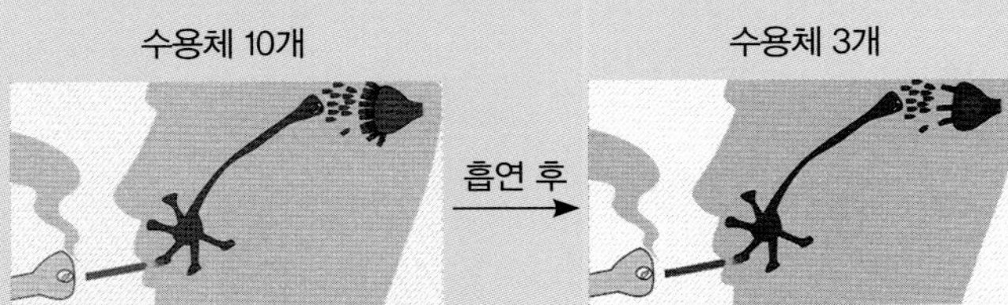

술도 마찬가지다. 술은 뇌세포를 딱딱하게 만든다. 동일한 취기를 느끼려면 점점 더 많은 양의 술을 필요로 한다.

뇌의 고통이 몸으로 나타난 것이 금단증상이다.

오랫동안 술을 마시거나 마약을 하던 사람들이 갑자기 중단하게 되면 일정 시간이 지나면서 몸에 여러 가지 반응이 나타난다.

이러한 반응을 금단증상이라 하며, 알코올 금단증상으로 손 떨림, 가슴 두근거림, 식은땀, 불면, 속 메슥거림 또는 구토, 심한 경우에는 일시적인 환각이나 경련 발작을 할 수도 있으며 심한 경우 사망에 이르기도 한다.

이는 갑작스런 음주 중단으로 뇌의 여러 가지 신경전달물질의 균형을 흩뜨려 놓기 때문에 생기는 현상이다. 매일 만나는 연인이 갑자기 연락이 안 될 때 점점 걱정되고 예민해지는 것과 유사하다.

이러한 중독의 과정은 수주에서 수개월 사이에 일어나는 것이 아니라 수년에 걸쳐 점차적으로 이루어지는 과정이다. 사람들은

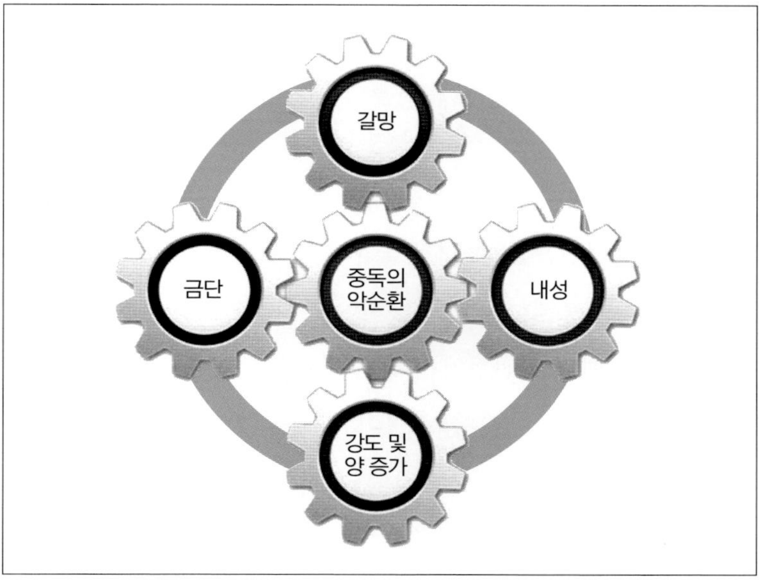

▲ 중독의 악순환

대부분 성인이 되면서 사회적 음주를 하게 되지만 이것을 중독이라고 하는 사람은 아무도 없다. 그러나 10년 이상 지나친 음주가 이어지면 뇌의 기능과 역할에 구조적 변화가 일어나고, 일시적 중단으로 경험하는 금단을 참지 못하고 반복해서 음주를 하게 된다.

술이 마음대로 조절되지 않는다.

중독자 가족들의 경우 보통 이런 말을 많이 한다. "술을 끊겠다고 해놓고 자꾸 약속을 어겨서 화가 난다." 하지만 중독은 의지의 문제가 아니고 뇌의 문제이다. 두 다리가 부러졌는데 의지만으로 걸을 수 있는가? 오랜 시간에 걸쳐 일어난 뇌의 기능 및 구조적 변화로 인한 결과인데도 많은 사람들이 자신을 무시해서, 의지가 나약해서 또는 정신을 못 차려서 술을 끊지 못한다고 오해를 한다.

우리의 뇌를 통제하는 역할을 하는 전두엽이라는 곳이 있다. 회사에 비유를 해보면 전두엽은 CEO, 대상피질은 이사, 복측 피개령은 실무 과장으로 비유할 수 있다. 직접적인 일을 하는 실무자도 중요하지만 나아가는 회사의 향후 방향성이나 각 부서 간의 업무조절 등의 역할이 훨씬 중요하다고 볼 수 있는데, 전두엽과 대상피질이 우리의 뇌에서 그런 역할을 한다. 그런데 중독이 되면

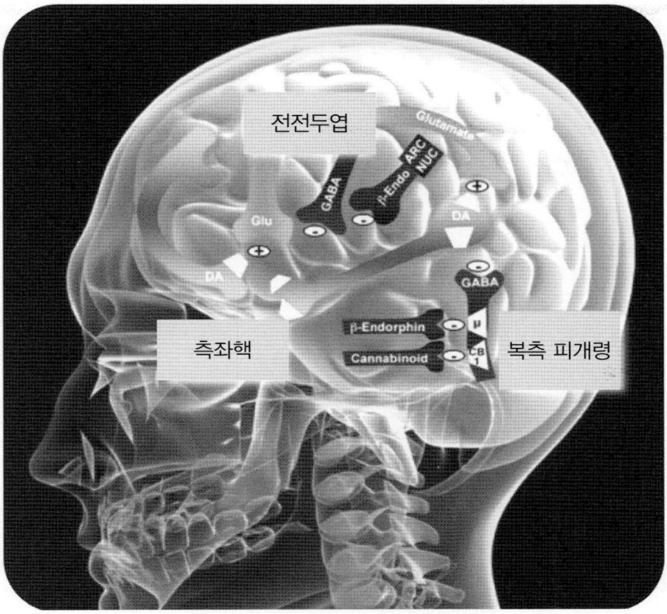

배외측 전두엽 : 목적 지향적 활동을 기획하는 곳

- 작업 기억 – 온라인 게임에 몰두하게 한다.
- 이전의 긍정적 경험(보상, 강화물)을 떠올리며 게임하기를 결정

내측 전두피질 : 게임하기, 갈망

우측 안와 전두피질 : 결과를 예측하면서 적절한 동기에 부합되는 목적 지향적 행동을 관장한다(Rolls, 2000).

앞쪽 대상피질 :

게임 욕구와 갈망, 특히 게임 관련 단서를 주었을 때 갈망하기와 관련이 있으며, 보상을 갈구하는 행동을 조절하는 역할을 한다(Chiamulera, 2005; Risinger et al., 2005).

보상회로

측좌핵 : 동기 증진

선조체 : 습관 형성

▲ 뇌의 역할

출처: Ko et al, Journal of Psychiatric Research 2009: 739-747.

이러한 전두엽과 전두엽의 일부인 대상피질의 기능이 매우 낮아진다. 비행기 조종사의 기능이 저하되면 그 비행기는 과연 목적지까지 갈 수 있을까?

아래 그림은 중독자와 정상인의 차이를 보여준다. 정상인들은 술을 마시면 기분이 좋아졌다가 일정시간이 지나면 평소 상태로 돌아온다. 그러나 알코올중독자는 평소 기분이 나쁘다가 술을 마시면 정상적인 기분이 되고 술이 깨면 다시 기분이 나빠진다.

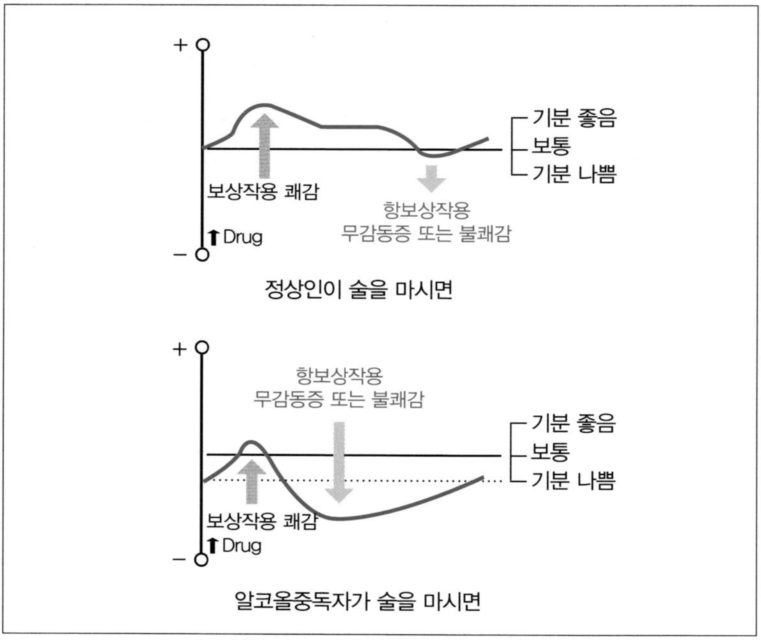

▲ 술을 마셨을 때 정상인과 알코올중독자의 반응

다른 예를 들어보자. 13살 딸에게 '매일 소주 한 병씩 한 달간 먹으면 최신 핸드폰 사줄게 먹을래?'라고 물어보면 "아빠 제정신이야? 어떻게 나보고 술을 그렇게 먹으라고 해?" 하며 반문할 것이다. 그러나 알코올중독자 남편에게 "당신, 술, 한 달만 먹으면 최신 휴대폰 사줄게!"라고 하면 "당신 제정신이야! 왜, 나보고 먹지 말래?"라며 오히려 화를 낼 것이다.

정상인 딸과 알코올중독자의 뇌는 반대되는 반응을 보인다. 이러한 현상을 심리학적으로 인지왜곡이라고 하지만 뇌 과학적으로도 설명이 가능한 부분이다. 즉, 뇌기능이 정반대로 뒤집혀 있다.

술을 많이 먹으면 뇌가 나빠진다?

많은 사람들이 술을 마실 줄 알기 때문에 술에 대해서 매우 잘 알고 있다고 생각한다. 그렇다면 질문을 해보자. 왜 술을 마시면 뇌가 나빠지는가?

추석에 골라놓은 호두를 1년 넘게 주머니에서 자그락거리고 다니다가 우연히 또는 궁금해서 호두를 깨본 적이 있을 것이다. 술을 오래 마신 사람들의 뇌는 바로 말라비틀어진 호두처럼 쪼그라져 있다.

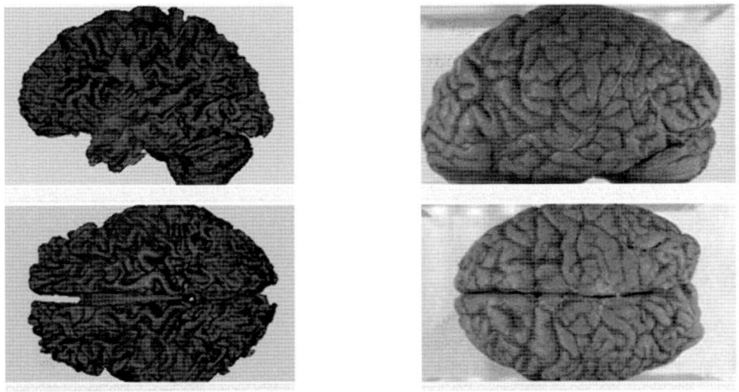

▲ **알코올성 치매 환자의 뇌와 정상인의 뇌**

첫 번째 이유는 알코올의 독성 그 자체 때문이다. 큰 냄비에 닭 한 마리를 잡아넣고 매일 새 소주로 갈아주면서 1주일 이상 술에 담가 놓았다고 해보자. 과연 그 닭고기를 먹을 수 있을까?

알코올은 직접 세포를 파괴시킨다. 뇌세포도 마찬가지로 파괴된다. 그리고 지나친 과음을 하면 술을 해독하기 위해 필요한 효소라고 부르는 일꾼들을 뇌에서 빌려오게 된다. 다시 말해 술을 해독하기 위해 많은 인력들을 뇌로부터 차출시키다보니 정작 뇌에서 필요한 인력이 부족하여 뇌가 일을 하지 못해 점차 뇌세포가 사멸하게 된다. 그 결과로 뇌세포 파괴가 오래 지속되면 뇌 위축이 나타난다.

알코올중독이 뇌에 미치는 영향 중 가장 치명적인 것은 알코올성 치매이다. 치매라는 병은 결국 자기 나이보다 뇌가 일찍 늙는 병이다. 사진에서 보는 바와 같이 알코올성 치매 환자의 뇌는 정상인의 뇌에 비해 현저히 수축되어 있다. 기억력 감퇴나 인지저하 등 뇌에서 좋지 않은 일이 있어나는 것이다. 결국 실제 나이는 50세라 하더라도 뇌 나이는 8,90세로 노화되어 결국 실제 나이보다 일찍 사망하게 된다.

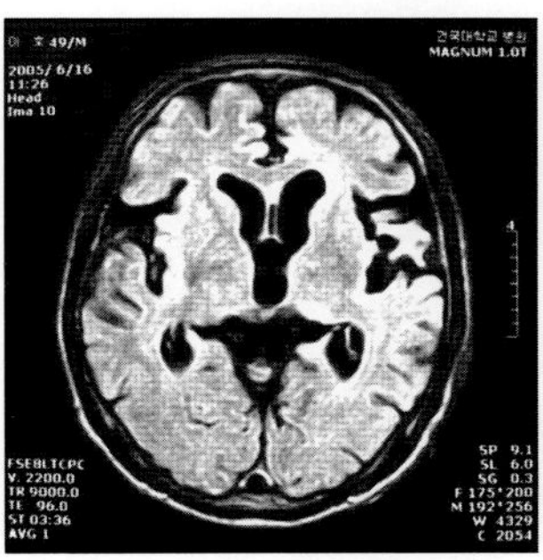

알코올성 치매 환자의 뇌

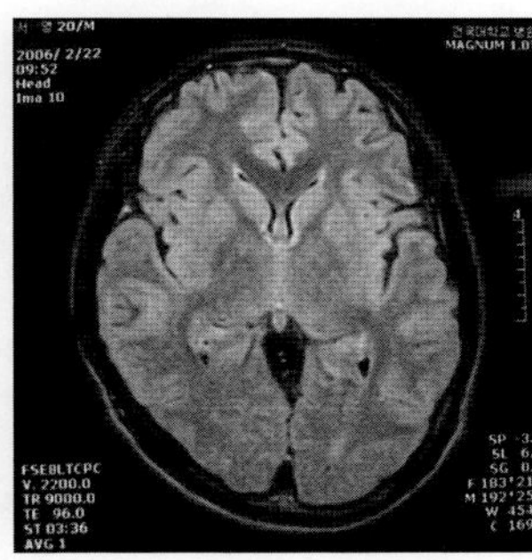

정상적인 뇌

▲ 알코올성 치매 환자의 뇌와 정상인의 뇌 MRI

위 사진은 실제 진료했던 환자의 사진이다. 오른쪽 사진은 비교를 위한 20대의 정상적인 뇌 사진이고, 왼쪽은 50대 알코올성 치매 환자의 뇌 사진이다. 오른쪽 뇌 사진처럼 꽉 차 있어야 하는데 왼쪽 사진의 뇌는 양측 옆머리와 앞머리가 많이 비어 있다(검은 부분). 왼쪽 뇌 사진의 환자는 알코올성 치매로 인해 그리 오래지 않아 사망했다.

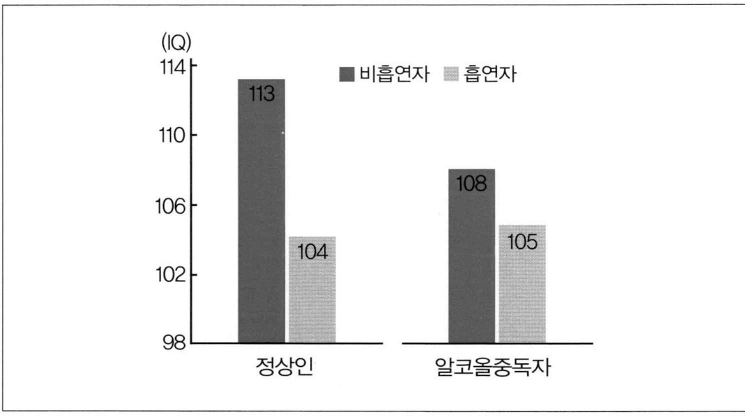

▲ 비흡연자와 흡연자의 지능지수(IQ) 비교

위의 그래프는 알코올중독자가 정상인보다 지능이 낮으며, 니코틴중독이 겹친 경우에는 더욱 지능이 낮다는 결과를 보여준다. 당연히 망치 하나로 맞을 때보다 두 개로 맞을 때 충격이 강할 수밖에 없다. 따라서 두 가지 이상의 중독이 있을 경우 뇌에는 더욱 치명적이라는 의미이다.

97쪽의 사진은 우리 뇌에서 주로 기억력과 감정을 관리하는 편도와 해마라는 구조로, 사람의 생존에 필수적인 뇌 구조물이다. 술을 많이 마시는 사람들은 이 편도와 해마의 크기가 감소되어 있다. 이는 제 기능을 다하지 못함을 의미한다. 마시는 기간과 양에 따라 차이가 있긴 하지만 실제 알코올중독자의 편도와 해마의 크기, 정상인들의 편도와 해마의 크기 사이에는 현저한 차이가 있다.

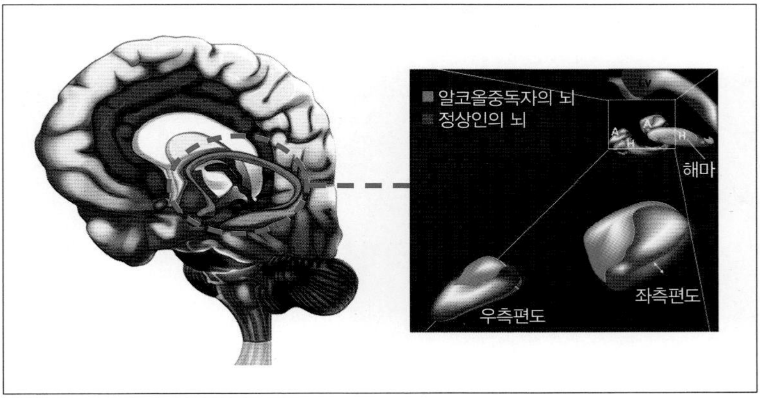

▲ **알코올중독자 뇌의 해마와 편도 크기 감소**

뇌 건강을 회복하자.

중독된 환자의 뇌는 기능적, 구조적으로 변화가 일어난다. 그렇게 되지 않기 위해서는 예방이 제일 중요하지만 일단 중독이 되어 본인 의지로 끊기 어렵다고 판단되었을 시에는 바로 의학적, 심리적, 사회적으로 모든 방법을 총동원하여 치료해야 한다. 왜냐하면 90살 어르신을 3, 40대 나이로 되돌릴 수도 없고, 뇌 이식을 할 수도 없기 때문이다. 한 번 나빠진 뇌는 점점 가속도가 붙으며 실제 나이보다 더 빠르게 나빠지기 때문에 최대한 빨리 적극적인 치료를 시작해야 한다.

또한 한 가지 음식만 편식하는 아이가 건강할 수 없듯이 한 가지에만 탐닉하여 제 구실을 못하는 사람이 자신과 타인을 사랑하고 인지상정을 느끼며 공감할 수 있는 좋은 어른일 수 없기 때문이기도 하다.

신체건강이 중요한 만큼 뇌 건강도 중요하다. 뇌가 중독되지 않고 건강하고 청명하게 일할 수 있도록 해야 한다.

제 5 장

중독의 원인

나는 왜 중독이 되었습니까?

—— 가톨릭의대 정신건강의학과 **이해국** 교수

일반적으로 사람들은 어떠한 병에 걸리게 되면 왜 하필 나에게 이런 일이 생겼을까라는 의문을 가장 먼저 갖는다. 알코올중독자들도 마찬가지일 것으로 생각되는데, 이 장은 그러한 의문에 대한 궁금증을 풀 수 있는 내용을 담고 있다.

술을 마시는 사람 10명 중 1명은 치료가 필요한 중독자가 된다.

대부분의 사람들이 자신은 중독자가 되는 10%에 속하지 않고 정상적으로 마시는 90%에 속한다고 생각하기 쉽다. 사실상 55%는 술을 마셔도 아무런 문제가 없는 사람이고 나머지 50%에서 문제가 발생한다. 그중 30~40%는 문제는 있지만 심각한 수준이 아니고 5~10%가 내성, 금단증상 등의 다양한 생물학적인 증상들을 나타내는 치료가 필요한 알코올중독자다.

중독에는 알코올 외에도 도박, 인터넷, 마약, 니코틴 등 수많은 종류들이 있다. 이 중 담배나 도박을 하는 사람의 경우 몇 %나 중독자가 될 것이라고 생각하는가? 알코올은 음주자 중 10%가 중독자인 반면에 도박은 이용자 중 40%, 니코틴은 흡연자 중 30%가 중독이 된다고 한다. 도박은 접근이 쉽지 않고, 복권(사행성 게임) 등을 구입해야 하는 번거로움이 있음에도 그 행위를 하는 사람들은 그만큼 중독이 되기 쉬운 것이다. 반면에 알코올은 너무나 구하기 쉽고 많은 사람들이 즐기고 있다. 그렇기 때문에 이용하는

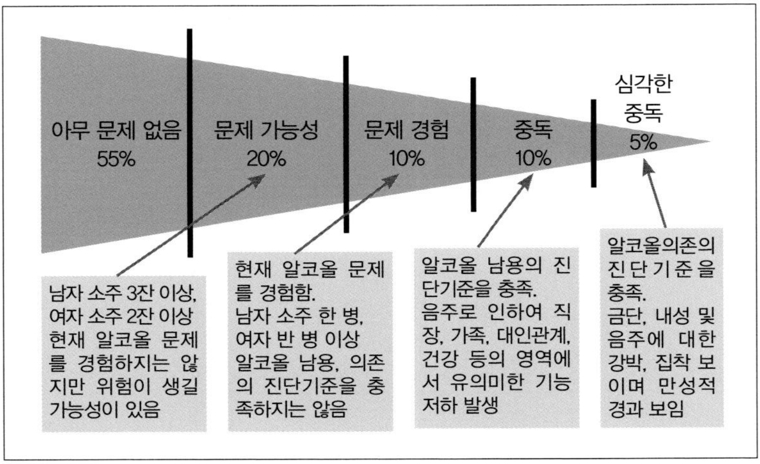

▲ 음주자 중 중독이 되는 사람의 비율

사람 중에 중독자는 오히려 적을 수 있다.

술을 마신다고 모두 의존자가 되는 것이 아니고, 같은 술을 마셔도 의존이 되기 쉬운 사람이 따로 있다.

생각보다 많은 사람들이 중독되지 않고 건전하고 건강하게 술을 마신다. 주변 사람이 자신보다 술을 많이 마신다고 생각하는 이유는 술을 좋아하는 사람일수록 자신과 비슷한 사람들과 어울리기 때문에 왜곡된 생각을 하게 되는 것이다.

중독이 되기 쉬운 사람이 따로 있다면 어떤 사람들인가?

우리나라에 살고 있는 한 30대 남성이 술을 마시고 중독이 되었다면, 중독이 된 이유로 마시는 술의 종류와 자신의 유형이나 성격, 그리고 취약점이 매우 중요하다. 그리고 그 남성이 살고 있는 환경에 따라서도 중독자가 될 수도 있고 되지 않을 수도 있다.

첫 번째로 환경적 요인의 중요성에 대한 예를 들자면 종교적으로 알코올이 금지되어 있는 중동지역에는 알코올중독자의 비율이 매우 낮다. 즉 술을 많이 마셔서 중독자가 되는데, 만약 술이 금지된 나라에 태어났더라면 알코올중독자가 되지 않았을 수도 있다는 것이다. 아무리 술을 좋아하더라도 술을 구할 수 없다면 중독자가 될 수 없다.

두 번째로 술의 종류에 대해 살펴보자. 일본 사람들도 우리나라만큼 술을 많이 마시지만 일본은 소주보다 맥주의 소비량이 많다.

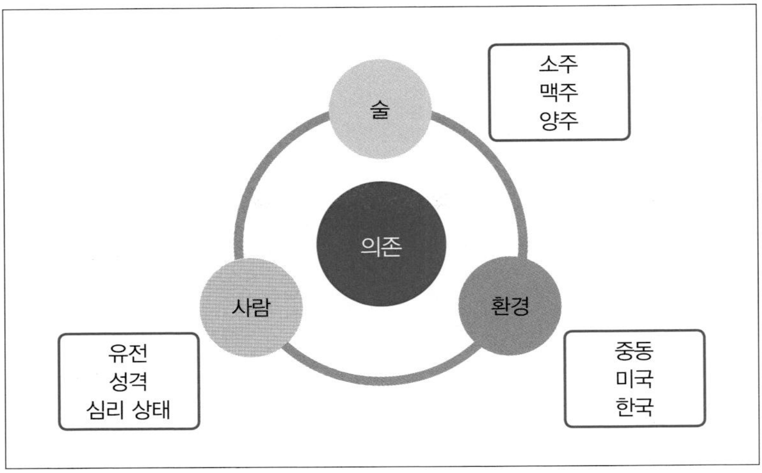

▲ 중독이 되는 사람과 중독이 되지 않는 사람

우리나라처럼 소주와 같은 20도 이상의 독주를 온 국민이 좋아하는 나라는 흔치 않다. 일본에 비해 우리나라 알코올중독자의 발병률이 높다는 통계가 있는데 이것은 독주를 즐길수록 쉽게 알코올중독이 된다는 것을 보여주는 현실적 증거이다. 알코올중독자 대부분은 본인의 잘못으로 중독이 되었다고 생각하지만 사실상 주변의 환경이나 문화 등 많은 부분에 영향을 받고 있다. 그러므로 알코올중독자 스스로 자신을 수치스러워 하거나, 모든 것을 자신의 탓이라고만 생각할 일은 아니다. 그렇지만 알코올중독자 스스로는 아무 잘못이 없고 모든 것이 남의 탓이라고 이야기할 수는 없다.

세 번째는 자극적인 것을 좋아하는 성격이거나 불안한 감정에 술을 마셔서 효과를 크게 받아들이는 사람, 술을 마시면 편안해지는 사람 등 이런 개인적인 이유가 술을 더 좋아하게 만든다. 이것은 알코올중독자 본인의 선택에도 문제가 있지만 아버지가 알코올중독자이거나 자신이 술을 마셔도 쉽게 취하지 않는 체질, 즉 생물학적, 유전학적인 부분도 알코올중독 유전자를 결정하는 요인이 된다.

check

■ **얼굴이 빨개지면 술이 약한 걸까?**

• 얼굴이 빨개지는 사람 vs. 얼굴색이 변하지 않는 사람

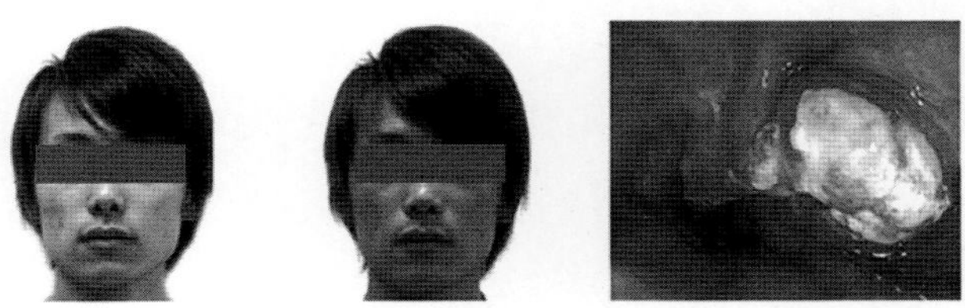

알코올(–) 알코올(+) 식도암

• ALDH2 유전자 변형
  – 한국, 중국, 일본 등 극동 지역 아시아인에서 많이 보임
  – 소량의 알코올 섭취에도 얼굴이 빨개지는 '홍조증'이 있어 알코올의존증이 될 정도로 술을 마시지 못함

알코올중독자가 된 것은 100% 당신 탓이 아니다.

100% 내 탓은 아니다. 술을 마시면 체내로 들어간 알코올은 아세트알데하이드라는 물질로 바뀌게 되는데, 이 물질은 우리가 술을 마셨을 때 얼굴이 빨개진다거나 울렁거림 또는 구토증상 등의 괴로움을 유발하는 물질이다. 우리나라 사람들은 선천적(유전자적)으로 서양 사람들에 비해 아세트알데하이드를 전환시키는 유전자가 부족하다. 그럼에도 불구하고 환경적 요인으로 술에 대한 접근성이 용이하기 때문에 그것을 극복하는 사람들이 많다고 할 수 있다. 얼굴이 빨개지는 사람들은 얼굴색이 변하지 않는 사람들에 비해서 알코올중독이 될 가능성이 낮고, 얼굴색이 변하지 않는 사람들은 알코올중독이 될 가능성이 높다. 그러나 이런 생물학적 요인은 본인이 노력한다고 해서 변하는 것이 아니라 부모로부터 물려받는다. 얼굴색이 변하지 않으니 불편함이 덜하여 그만큼 많이 마시기 때문에 술로 인한 중독 효과가 더 커지는 것이다.

check

■ **술이 잘 받으면 중독자가 되는가?**

- 필이 꽂히는 사람 vs. 별 반응이 없는 사람
- 술은 뇌의 보상회로에 작용하여 도파민을 분비시키는데 이를 통해 쾌감이 유발된다.

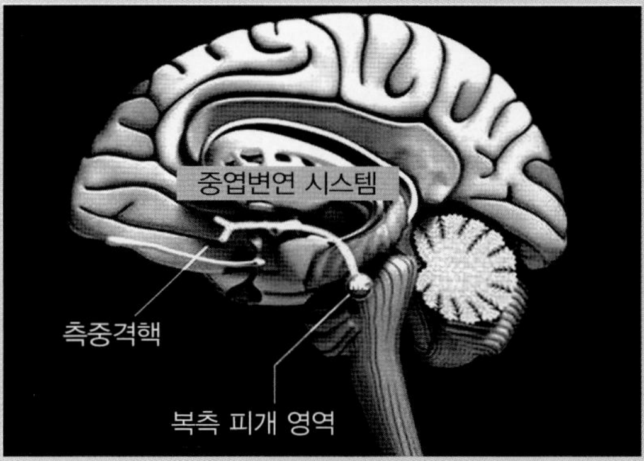

술을 마시면 뇌의 보상회로라는 부분에서 도파민이라는 물질이 나와 쾌감이 유발되는데 이러한 쾌감을 느끼기 위한 행동들을 반복하게 된다. 그런데 이 도파민을 받아들이는 수용체의 모양이나 개수 등 여러 가지 요인에 따라 술에 대한 느낌이 각각 다르게 받아들여진다.

필이 꽂히는 사람은 술이 들어오면 기분 좋은 효과를 나타나게 되는데 어떤 사람들은 좋은 효과보다 술을 마시면 피곤하고, 졸리고, 어지럽다고 느끼는 사람들도 있다. 이런 사람들은 도파민을 받아들이는 수용체가 필이 꽂히는 사람들과는 다르다. 모양이 다르거나 개수가 다르거나 뇌에서의 반응이 다르게 나타난다. 그렇기 때문에 술을 마셔서 불편한 사람보다 술을 마셔서 필이 꽂히는 사람이 훨씬 더 알코올중독에 잘 걸리게 된다. 예로 몸 안에서 도파민과 엔도르핀이 생겼을 때 받아들이는 수용체가 적다면 이런 사람들은 쾌감을 덜 느끼겠지만 반대로 수용체가 많은 사람들은 쾌감을 많이, 강하게 느낄 것이다. 이런 사람들은 중독에 쉽게 걸릴 수 있고 이런 특성들은 유전적으로 결정된다.

수용체가 많으면 쾌감을 더 많이 느끼는가?

연구마다 차이가 있는 부분으로 어떤 연구는 수용체가 더 많은 것이 중요하다고 하고, 또 어떤 연구는 적은 것이 중요하다고 하기도 한다. 기본적으로 도파민이나 엔도르핀의 수준이 낮은 사람들은 술이 들어왔을 때 그 효과를 더 크게 느끼게 된다. 낮았는데 채워지기 때문에 더 크게 느끼는 것이다. 이것은 유전적으로 결정되어 있기 때문인데, 즉 유전적인 성질은 타고 나는 것이며 노력을 한다거나 무언가 잘못을 해서 그런 것은 아니다. 중독자가 되느냐 마느냐를 결정하는 아주 중요한 두 가지는 유전적, 생물학적 요소이다. 술이 몸에 들어와서 어떤 역한 반응을 일으키는 정도와 좋게 느끼는 정도가 이미 유전적, 생물학적으로 결정된다는 것이다. 내가 결정한 것도 아니고 이미 결정되어 버렸다고 한다면, 자신이 할 수 있는 것은 무엇인지가 중요한 부분이 될 것이다.

check

■ **중독자는 타고나는 것인가**

- 중독자의 자녀 vs. 비중독자의 자녀
  - 중독적 성향은 유전된다.
  - 유전되는 중독적 성향은 다양하다.
- 친부모가 알코올중독 vs. 양부모가 알코올중독
  - 자녀가 알코올중독일 가능성이 높은 것은?
- 알코올중독자의 자녀가 알코올중독이 아닌 가족에 입양되었을 경우
  - 자녀가 알코올중독일 가능성은?

유전적 성향이 있는 것은 맞지만 유전질환이라고 못 박아 말할 수는 없다.

알코올중독이 되는 데는 생물학적 요인만 있는 것이 아니라 다양한 심리적인 원인이 있다.

알코올중독은 유전질환은 아니지만, 유전적 특성은 있다. 알코올중독자의 자녀로 태어난 사람은 알코올중독자가 될 가능성이 높다. 일반적으로 1년 알코올 유병률(1년 동안 알코올중독이 될 확률)은 5%이다. 그런데 부모가 알코올중독자라면 가능성이 다른

사람보다 3~4배 정도 높다. 부모가 알코올중독자라고 해서 모두가 다 알코올중독자가 되는 것은 아니지만 그만큼 조심해야 된다.

중독적 성향과 술에 대한 반응, 술을 먹었을 때 불편한 정도, 성격적인 특성이 유전되며, 이 외에도 다양한 복합적인 것들이 작용해서 알코올중독이 되기 때문에 여러 요인이 있다고 이해해야 한다. 그렇다면 친부모가 알코올중독인 경우와 양부모가 알코올중독인 경우, 어느 경우에 자녀가 알코올중독이 될 가능성이 클까? 알코올중독자 부모 밑에서 태어나 정상적인 가정으로 입양된 경우와 정상적인 가정에서 태어나 알코올중독 가정으로 입양된 경우를 봤더니 친부모가 알코올중독인 경우가 알코올중독 가능성이 더 높았다. 오히려 환경적인 요인보다 생물학적, 유전적인 요인이 더 크게 작용한다는 의미다.

알코올이 유전이 되는지 많은 사람들이 궁금해한다. 유전이 된다고 한다면 50%가 맞는 말이고 50%는 틀린 말이다. 유전적 특성으로 인해 알코올중독자 부모 밑에서 태어난 자녀가 알코올중독자가 될 가능성은 상당히 높다. 그러나 1~2개의 유전자를 통해서 결정되는 것이 아니기 때문에 유전질환이라고 이야기하지는 않는다. 하지만 성격적 특성, 술이 들어왔을 때 몸에서 거부하는 반응의 정도, 술을 먹었을 때 쾌감을 느끼는 정도, 기본적으로 불안이 높은 성격 등 종합적인 것들을 다 물려받게 된다고 한다면 이 사람은 중독자가 될 가능성이 상당히 높아질 것이다. 반대로 그 중에서 1~2가지만 물려받았다고 한다면 그만큼 중독이 될 가능성이 낮을 것이다.

유전적 특성은 50%, 나머지 50%는 환경적 요인이 작용을 한다. 부모가 다 알코올중독자인 4명의 형제가 있다면 이들은 전부 알코올중독이 될 수도 있고 전부 알코올중독이 안 될 수도 있다. 부모가 모두 알코올중독이라고 했을 때 자녀 중 어떤 사람은 발병을 하고, 어떤 사람은 발병하지 않는 것은 환경적인 요인도 상당히 많이 작용을 하고 성격적 요인 및 다른 특성들도 유전이 되기 때문에 나타나는 차이다. 만약, 1~2개의 유전자에 의해 알코올중독이 정해진다면 부모 모두 알코올중독이라고 했을 때 이미 자녀들은 알코올중독이 될 확률이 정해지게 되고, 유전질환이라고 한다면 유전을 일으키는 원인도 정해져 있을 것이며 이에 대한 예측도 할 수 있을 것이다. 다시 말하면 유전적 성향이 있는 것은 맞지만, 유전질환이라고 못 박아서 말할 수는 없다.

스트레스를 잘 받는 사람들이 중독에 빠지기 쉽다.

스트레스가 많은 사람들은 술로 쉽게 연결이 된다. 많은 사람들이 스트레스 때문에 술을 마신다고 한다. 그렇다면 도대체 스트레스가 뭘까? 스트레스는 하고 싶은데 못하거나, 하기 싫은데 해야 하는 것으로 머리에서 충돌이 일어나는 것이다. 그 결과로 스트레스를 일으키는 호르몬이 발생하게 되어 맥박도 빨라지고, 근육도 긴장을 하며, 그 밖에 여러 가지 신체적인 변화가 생긴다. 뇌는 활활 타오르는 상태가 된다. 괴롭고 화 나는 자신의 상태를 스스로 달랠 수 있는 사람들은 괜찮지만, 스스로 달랠 수 없는 사람들은 뭔가를 필요로 하게 된다. 예를 들어 불이 났을 때 물을 부어 불을 끄는 것처럼, 스스로를 진정시킬 수 없는 사람들은 술을 마심으로써 편안함을 느끼고 자신을 안도하게 만들기 위해 술에 대한 필요성이 그 만큼 높아진다.

스트레스를 잘 받는 사람들이 따로 있는가?

성격이기도 하고 타고난 기질이기도 하다. 예를 들면 여성의 경우 젊은 나이에 결혼하여 시집살이, 가정불화, 자녀양육을 하면서 힘들었던 것들을 해소하려고 매일 한두 잔씩 술을 마시다가 술이 주는 보상효과를 알게 되면서 이르게는 30대부터 알코올중독으로 빠지는 경우도 있다.

사람의 머릿속에는 내가 겪었던 일을 기억하는 세포가 있다. 이곳에 행복했던 기억이 많은 것이 아니라 아주 괴롭고 힘들고 슬픈 생각, 한(恨)이라는 것이 가득 차게 된다면 어떻게 해야 될까? 기억들이 재생될 때마다 외부에서 무언가로 그 기억을 대체해 주어야 한다. 친구를 만나 수다를 떤다거나 운동을 한다거나 취미활동을 통해서 말이다. 반대로 그렇게 하지 못하는 사람들은 담배나 술 같은 즉시에 쉽게 해결할 수 있는 것을 찾게 되고 쾌감을 올리고 괴로운 상태를 낮추려는 생리적 욕구가 높아지게 된다. 스트레스가 일반적으로 우리가 일상생활에서 받는 어려움이라고 한다면, 트라우마는 그 범주를 벗어나 더 큰 상처를 가지고 있는 상태이다.

특히 어렸을 때부터 큰 상처를 많이 받은 사람들은 중독으로 연결될 가능성이 높으며, 성격적으로도 감정기복이 많고 마음속에 힘든 감정이 항상 부글부글 끓는 상태가 된다. 이런 사람들이 술이 주는 안도감이나 쾌감에 노출되어 버리면 이후에는 술을 계속 선택하게 된다. 다시 말하면 내 머릿속 감정뇌가 불안정해지는 특정한 상태가 되면 외부에서 빨리 감정뇌를 식혀줄 수 있는 술을 마시게 되는 것이다.

check

■ **중독이 잘 되는 사람들의 심리학적 특징**

- 충동적인 사람 vs. 신중한 사람
- 우울한 사람 vs. 행복한 사람
- 불안한 사람 vs. 여유 있는 사람
- 자신 없는 사람 vs. 자신 있는 사람
- 불행한 성장기 경험 vs. 행복한 성장기 경험
- 분노를 억압하는 사람 vs. 분노를 승화하는 사람

심리적인 이유를 보면 충동적인 사람, 속에서 뭔가 계속 튀어나오는 다혈질의 사람, 당장 해결이 되어야 되고, 지금 이 상태를 어떻게든 바꾸어야 하는 사람들은 마음대로 안 되기 때문에 부딪히고 그래서 계속 심리적으로 불편한 상태가 된다. 우울하거나 불안한 사람은 기본적으로 스트레스가 많거나 적음에 상관없이 머리 상태, 감정 상태가 부글부글 끓고 있다. 이들은 상대적으로 행복한 사람이나 여유가 있는 사람에 비해서 술에 노출되었을 경우에 술의 긍정적인 효과에 금방 빠지게 된다. 그리고 매사 자신감이 있는 사람들은 어떤 상황이 되어도 불안해지지 않는 반면, 자신감이 없는 사람들은 뒤쳐지거나 잘할 수 있을까 하는 불안에 시달리게 되는데, 불안이 높기 때문에 알코올중독에 빠질 가능성이 높다. 트라우마, 불안한 성장기를 경험한 사람, 평범한 가정에서 자랐어도 몇 가지 안 좋았던 기억을 곱씹는 사람은 마음상태가 불안해지기 쉽고 이런 사람들이 술이라는 물질에 더 쉽게 빠지게 된다. 분노를 억압하는 사람, 화병을 앓고 있는 사람, 그리고 직장에서 스트레스를 많이 받지만 자기주장을 못하는 사람들이 퇴근하면서 맥주 한두 잔 하게 되고, 이것이 쌓이면 알코올중독이 된다. 분노를 적절하게 표현하고 승화하는 사람에 비해서 분노를 억압하고 참는 사람이 겉으로 보기에 괜찮아 보이지만, 술을 먹고 난 뒤 크게 사고를 친다든지, 어느새 자신도 모르는 사이에 알코올중독자가 되는 것이다.

술을 먹고 분노를 표출하는 사람들은 내적으로 억압되어 있는 사람들인가?

인지적으로도 "나는 술을 마셔야 분위기도 좋아지고, 뭔가 이야기를 할 수 있다."라고 생각의 방식이 굳어지는 것이다. 이것을 중독되기 쉬운 라이프스타일이라고 한다. 하고 싶은 이야기가 있을 때마다 술 한 잔 하고 말해야겠다는 사람들은 일종의 짝짓기가 되어 있다. 즉 '대화 = 술', '술 먹는 분위기 = 좋은 분위기', 이런 식으로 머릿속에 연결되어 있기 때문에 이 연결고리를 끊어 버리지 않으면 언젠가 알코올중독이 될 가능성이 커진다.

check

■ **술 권하는 사회?**

- 언제, 어디서나, 누구든, 얼마든지 할 수 있는 것?
- 유흥음식점 밀도와 음주율의 상관관계
- 대형 주류마트와 음주 문제의 상관관계

우리나라의 술 문화는 외국에 비해 허용적인 측면들이 있다. 여러 가지 연구를 살펴보면 유흥음식점이 많은 지역에 알코올중독자의 비율이 높으며, 언제든지 많은 술을 살 수 있는 대형 주류점이나 마트가 많은 지역에서 음주 문제가 더 높게 발생된다고 한다. 여러 알코올 문제로 본인이나 가족이 고생을 했거나 하는 사람들의 경우, 우리 사회의 술 권하는 음주 문화가 개선이 될 수 있도록 노력하는 길이 본인이 알코올중독에서 벗어날 수 있는 중요한 전략 중 하나가 된다는 것을 알아야 한다. 왜냐하면 언제 어디서 마음이 흔들려 술집 앞이나 마트 앞을 지나면서 술을 사게 될지 모르기 때문이다. 만약 그때 술을 사지 못한다면 재발의 기회를 한 번 지나치는 것이다.

한국의 중년남성

우리나라는 세계적으로 유일하게 중년이 되어도 알코올의존증 비율이 감소하지 않는 나라이다.

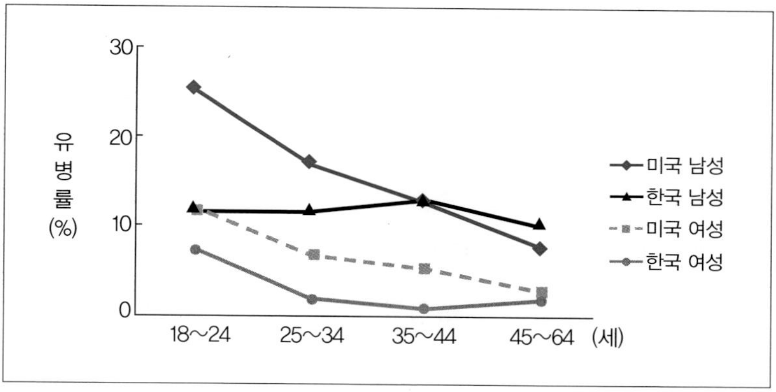

▲ 성별과 나이에 따른 음주 유병률

출처: Lee et al. (2010).

그림의 자료는 나이에 따라 알코올중독자가 어느 정도의 비율을 차지하는지 보여주고 있다. 미국의 경우 젊은 층에서 알코올중독 문제가 많다가 나이가 들수록 급격하게 떨어지는데 이는 여성들도 마찬가지였다. 그런데 우리나라의 경우를 보면 40~50대가 되어도 알코올중독자의 비율이 떨어지지 않는다.

그 이유는 외국의 경우 대체로 주중에는 술을 많이 마시지 않는다. 정상적인 직장인이라면 주중에 거의 술을 마실 수가 없다. 반면 우리나라의 경우에는 남자가 사회생활을 잘 하려면 술을 잘 마셔야 한다고 이야기한다. 40~50대 알코올중독자가 많기도 하며 가장 술을 많이 마시는 사람들도 40~50대 부장이나 중간관리자급이 많다. 젊어서 열심히 일하면서 사회생활을 해왔지만 40~50대가 되어 보니 남는 것은 알코올중독이더라는 사람들을 볼 수가 있는데, 우리나라는 그만큼 술을 많이 마시고 알코올중독자가 될 때까지 사회적으로 음주가 허용되기 때문에 40~50대 알코올중독자가 많은 것이다.

이렇게 술에 허용적인 분위기는 사회구조적 문제로 볼 수 있다. 또한 우리나라에서 최근 여성 음주가 늘어나고 있는데 현재까지는 남성 알코올중독자의 1/3 수준이다.

우리나라도 미국처럼 점점 여성의 사회진출이 늘어나고 여성이 술을 마시는 것에 대해 사회적으로 관대해져 여성의 음주율이 늘어나고 있는 실정이다. 이것 또한 사회문화적인 영향 때문이라고 볼 수 있겠다. 지금은 남성에 비해 여성 알코올중독자가 적지만 머지않아 남성 알코올중독자 비율과 동등해질 가능성이 높다.

check

■ **일찍 술을 마시면 어떻게 될까**

- 중독에 관여하는 감정뇌는 빨리 성숙함.
- 이에 반해 충동조절에 관여하는 전전두엽은 15세 이후 최고로 성숙함.
- 청소년기 감정적 불안정성이 존재함.
- 일찍 음주를 시작한 아이들
  → 충동조절기능의 발달이 제대로 이루어지지 않음.
- 알코올의 독성에 의한 소아청소년기 인지기능 손상
  → 심한 알코올중독 수준까지 진행
- 알코올의 독성 의존 모델: 초기 청소년기에 음주할 경우 충동조절 중추의 성숙에 문제가 생겨 더 쉽게 알코올의존이 됨.

자녀들에게 중요한 이야기가 될 것 같다. 우리나라 문화에는 제사 때 음복을 한다면서 어린 아이들에게도 술을 한 모금씩 마시라고 주는 어른들도 있고, 집에서 담근 술은 괜찮다며 막걸리나 포도주를 주기도 한다. 그런데 14살 이하의 어린이들에게는 절대로 술을 주어서는 안 된다. 그 이유는 기쁨, 슬픔, 쾌락을 느끼는 감정뇌는 10살 이전에 성숙이 완료되지만, 도덕심, 자제, 억제, 계획, 예측, 판단을 하는 전전두엽의 기능은 15세를 시작으로 최고조로 발달하기 때문이다. 14세가 되기 전에 술과 담배에 노출되면 전두엽의 발달이 느려지거나 이루어지지 않게 되며, 19~20세경에 알코올중독이 될 가능성이 몇 배 더 높아진다는 연구결과도 있다.

왜 중독이 되었는지가 중요하다.

스트레스를 다스리지 못해 중독이 되었지만 지금부터는 단주를 하면서 잘 살고 싶을 경우, 재발하지 않으려면 어떻게 해야 될지에 대해 생각해 보자.

답은 술을 끊은 상태라고 하여도 다시 재발이 되게 하는 요인은 '똑같다'고 할 수 있다. 생물학적 요인, 개인적, 심리적, 환경적인 요인은 내가 처음 술을 마시기 시작했을 때와 거의 달라진 게 없다. 술을 마시게 만들었던 여러 가지 요인이 그대로 남아 있어 재발의 원인이 될 수 있다.

내가 술을 어떻게 마시게 되었는지를 되짚어 생각해 보고, 그 하나하나를 지금부터 미리미리 준비하고 해결해야 된다. 예를 들어 스트레스에 약했다면 스트레스를 잘 관리할 수 있는 전략이 필요하고, 내가 어떤 자극에 약하거나 술이 주는 쾌감에 잘 빠졌다고 한다면 술을 마시게 만드는 다양한 접근성 문제, 즉 항상 술을 같이 마시는 친구들을 어떻게 잘 차단할 것인지 작전을 잘 세워야 할 것이다. 또 자존감이 낮아서 항상 위축되어 있고 불안하다면 스스로의 자존감을 키우기 위한 장기적인 전략이 필요하다.

높은 접근성의 경우, 즉 주변에 술집이 많고 항상 집 안에 술이 많은 분위기와 환경이라면 자기 주변에서 그런 환경을 어떻게 정리하고 거리를 둘 것인지 전략을 짜야 할 것이다. 대인관계에서 술을 잘 거절하지 못한다면 항상 술을 권하는 주변 사람을 만나지 않고 지낼 수 있을지도 고려해야 하며, 내 자신의 술에 대한 긍정적인 기대가 술을 계속 마시게 했다면 치료자와의 상담을 통해 술에 대한 긍정적인 기대를 객관적인 기대로 바꾸어야 할 것이다. 술을 잘 끊기 위해 내가 왜 중독이 되었는지를 잘 생각해 보기 바란다.

젊은 나이에 중독되어 병원에 오는 사람이 있는가 하면, 40~50대 이후에 문제가 생겨 오는 사람이 있는데, 어떤 원인의 차이가 있는가?

유전적 요인이나 환경적인 영향 때문이라고 할 수 있다. 예를 들면, 부모 중에 알코올중독자가 있고 10대 후반의 어린 나이부터 술을 마시기 시작했으며, 술을 마시고 난 후 거친 행동 및 다툼 등의 반사회적 행동을 보이는 유형의 알코올중독이 있다. 반면에 직장을 다니면서 사회적 수준의 음주를 하다가 40~50대에 발병하는 알코올중독인 경우는 부모 중에 알코올중독이 없는 경우가 많고, 우울증 등이 동반된 경우가 많다.

앞의 사례는 유전적 특성이 강한 알코올중독이라고 할 수 있고 생물학적 특성이 더 많은 경우이며, 두 번째는 사회문화 적응력의 영향을 더 많이 받는 알코올중독이라고 할 수 있다.

check

■ **회복이란**

- 출발점으로 돌아와서
- 중독으로 스스로를 몰아갔던 것들을 찾아내고
- 반대되는 특성을 갖추어
- 새로이 살아가는 것

원인을 찾는다는 것은 회복의 출발점이다.

결국 회복이란 출발점으로 되돌아온 것이다. 내가 중독자이지만 나는 지금까지 중독자의 삶을 살지 않았다고 가정하고, 지금부터는 새로운 삶이 눈앞에 놓여 있는 것이다. 그 기간이 10년이 되든 20년, 30년, 40년이 되든 상관없다. 타임머신을 타고 20대로 돌아갔다고 생각해 보자. 머릿속에는 나를 중독자로 만들었던 것들에 대한 여러 가지 지식이 들어와 있고 중독자로 몰아갔던 상황을 알고 있다. 그렇다면 나는 그것들을 어떻게 잘 피해 나갈 것인가? 내가 중독이 잘 되는 성격적인 특성을 가지고 있다면 반대되는 특성을 갖기 위한 방법들을 어떻게 찾아야 할 것인가? 20대의 아무런 정보가 없던 때보다 쉽게 그 방법을 찾을 수 있다. 가족의 도움, 제도적 도움, 치료자의 도움 등을 잘 받아들여 '새로운 나로 잘 살아가는 과정'을 밟아가는 것이다. 이러한 것들이 바로 회복의 과정이라고 할 수 있다.

제 6 장

회복의 과정

회복할 수 있을까요?

—— 한림의대 정신건강의학과 **이상규** 교수

이 장은 회복에 대한 내용으로, 이 책을 읽고 있는 모든 사람들에게 희망적인 메시지를 전달하려고 한다.

회복 과정은 매우 다양함에도 불구하고 부분적으로는 공통되고 일관된 것들이 있다. 그렇다면 이러한 일관된 부분들은 어떠한 것들이 있는지 살펴보도록 하자.

알코올중독은 의지의 문제인가?

환자들은 자주 "마음먹는 것만으로 단주나 회복되는 것이 아니라고요?"라는 놀람 섞인 질문을 한다.

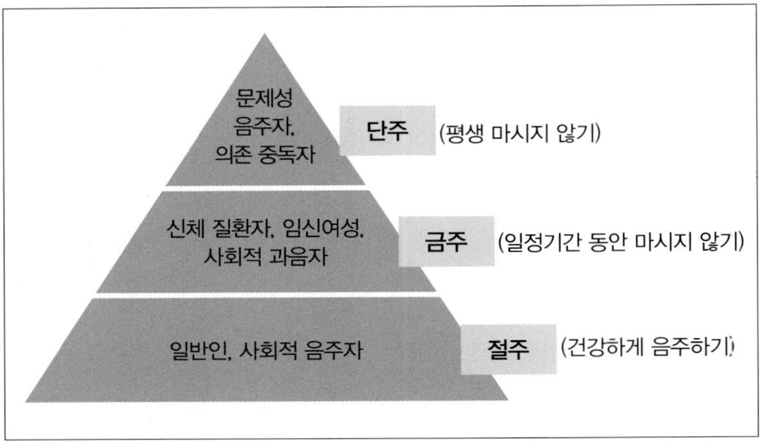

▲ 음주자 구분

우리나라 성인의 경우 60~70% 이상이 상당량의 술을 마시고 있다. 그러나 술로 인해 크게 문제가 발생하지 않는 경우는 흔히 절주를 하자고 권한다.

일반적으로 술을 마시는 횟수가 1주일에 2번 이하 또는 1번 정도로, 술로 인해 2차적인 문제가 발생하지 않는 경우 적당히, 건강하게 마시는 절주를 권할 수 있다. 이보다 술을 더 많이 마시고 간혹 2차적인 문제가 발생하는 경우에는 금주를 해야 한다. 여기서 말하는 금주(일정기간 동안 마시지 않기)는 아직까지 본인 의지로 술을 마시지 않을 수 있고, 또 일정기간 동안에는 건강하게 맑은 정신으로 지낼 수 있을 때에 해당된다.

그렇지만 우리가 지금 알아볼 알코올의존이나 중독인 경우에는 단주를 해야 하는데, 단주라는 의미는 그냥 단순히 마시지 않는 것이 아니라 단주하고자 하는 적극적인 활동이나 치료를 통해 단주생활을 유지하는 것을 말한다.

check

■ **우리에게 주어진 두 가지 의지**

1. 마음먹은 대로 술을 끊겠다는 의지
2. 도움을 받아 치료하겠다는 의지

이 두 가지 의지 중 어떤 것을 선택하느냐에 따라 인생이 달라진다.

술을 끊는 것은 자신의 의지 문제가 아닌 것인가?

의지의 문제이기도 하고 아니기도 하다. 단주모임에서 알코올 중독자들은 "자신의 의지로는 술을 끊을 수 없다."는 말을 자주 한다. 맞는 말이다. 하지만 그렇다고 의지 없이 단주가 가능하다는 말은 아니다. 의지는 매우 중요하다. 치료받겠다는 의지, 내가 단주생활을 하겠다는 의지가 필요하다. 즉 단주를 하거나 술을 끊는 것 자체는 다른 사람들의 도움이나 모임 등 어떤 치료의 도움을 받아 유지할 수 있도록 해야 하고, 그와 별개로 도움을 받고 모임에 나가려는 자신의 의지 역시 매우 중요하다는 이야기이다.

바꿔 말하면 내가 의지를 가지고 술을 끊겠다고 할 때의 의지는 술을 조절하겠다는 의지가 아니라 '치료를 받겠다고 마음먹는 의지'이다.

치료를 받기 위해 병원을 찾는 알코올중독자들은 자신의 의지가 가장 중요하다고 생각하고, 환자의 가족들은 다시는 술을 마시지 않도록 입원치료를 시켜 달라고 한다. 하지만 입원치료는 어떠한 상황에서는 꼭 필요하기도 하지만 어디까지나 회복 과정의 일부일 뿐이지 모든 환자에게 입원치료가 필요하지는 않다. 실제로 알코올중독자들 중에 입원치료를 하지 않고 상담센터의 단주모임에 적극적으로 꾸준히 참석하면서 단주생활을 오랫동안 유지하는 사람들도 많다. 입원치료가 단주를 잘할 수 있도록 도와주는 계기가 될 수는 있지만 입원치료가 끝났다고 해서 단주생활이 유지되는 것은 아니다. 왜냐하면 단주생활이라고 하는 것은 입원치료 외에 다른 많은 생활에서의 변화가 있어야 하기 때문이다. 즉, '입원치료가 곧 단주치료'라거나 '입원치료를 잘 받으면 다시는 술을 마시지 않을 수 있을 것이다.'라는 생각은 옳지 않다.

check

■ 어떤 과정을 통해 회복되는가?

• 중독이 되는 과정

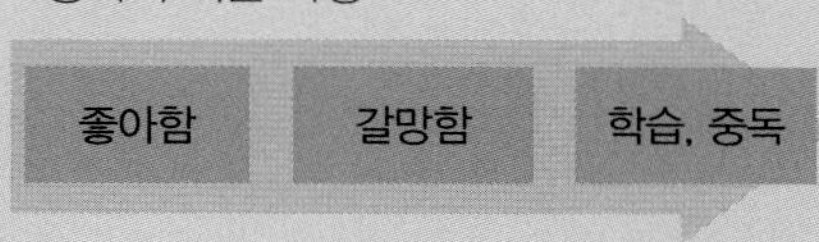
좋아함
갈망함
학습, 중독

• 회복되는 과정

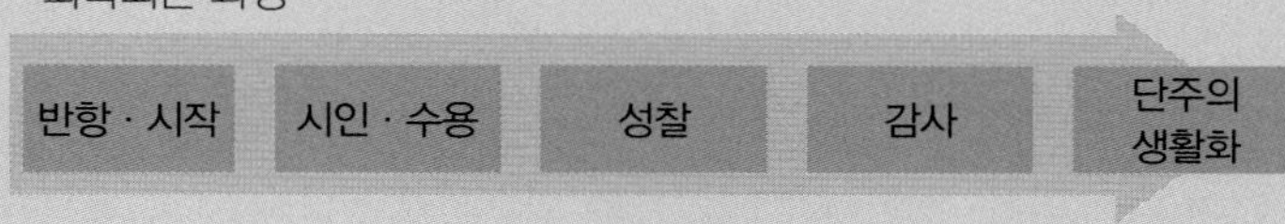
반항 · 시작
시인 · 수용
성찰
감사
단주의 생활화

생물학적 또는 심리학적으로 중독 또는 회복이 되는 과정을 생각해 보자. 먼저 중독이 되는 과정에는 다음과 같은 단계가 있다. 대부분 처음에는 좋아하거나 즐거움 등의 긍정적 감정을 느낀다. 그러한 느낌이 좋아 반복하다보면 자꾸 더 하고 싶어진다. 단순히 원하는 정도를 넘어서 점점 '갈망'하게 되는데 이러한 과정들이 일정기간 반복되면 우리 뇌에서, 또 우리 생활에서 학습이 이루어진다. 즉, 습관화되기 시작하면서 습관의 고리가 만들어진다. 그 고리는 시간이 지나면서 점점 더 강한 연결고리로 진행되는데 이것이 중독이 되는 과정이다.

이렇게 중독된 습관의 고리는 쉽게 깨지지 않고 무의식의 수준으로 넘어간다. 우리의 뇌는 가능하면 단순화시키려는 경향이 있는데, 예를 들면, 아침에 일어나 이를 닦고 세수하는 과정은 굳이 생각하지 않아도 자연스럽게 이루어지는 것처럼 음주도 마찬가지다. 이런 무의식중에 아주 강하게 만들어진 고리들은 쉽게 깨지려 하지 않기 때문에 회복하기 위해서는 더 많은 에너지와 노력이 필요하다.

흔히 습관을 바꾸는 것만큼 힘든 것은 없다고 하는데 뇌 속에 기억된 습관을 바꾸는 것은 매우 어려운 일이다. 사람들이 손을 사용할 때만 보아도 어떤 사람은 왼손이 먼저 가고 또 어떤 사람은 오른손이 먼저 가는데 이런 것도 우리 몸의 습관이다.

이러한 오래된 습관은 잘 바뀌지 않고 또한 바꾸지 않으려고 하는 내 안의 자아가 강하게 자리 잡고 있다. '내가 왜 바꿔야 하지? 지금 난 힘들지 않은데?'라고 생각하면서 반항하고 저항한다. 이렇게 저항을 보이다가 어느덧 앞서 말한 좋지 않은 습관들이 다른 사람들을 불편하게 하고 자신의 미래나 삶이 굉장히 힘들어질 수 있다는 것을 자각하게 되면 '내가 무엇인가 변해야 되겠구나.'라는 동기가 시작된다.

여기서 무언가 문제가 있다는 것을 자각하면 문제가 바로 나에게 있다는 것을 시인하게 된다. 대부분의 남성 알코올중독자들은 '이 상황이 변하긴 해야 되는데 내가 아니라 집사람이 바뀌어야 이 문제를 변화시킬 수 있어'라고 생각한다. 하지만 자신이 알코올중독자고 문제의 원인 또한 바로 자신이라는 것, 중독된 행동습관은 자신에게서 시작되고 있다는 것을 시인하고 받아들여야 하는 것이다. 이렇게 자신의 문제를 시인하고 수용할 때 스스로를 들여다볼 수 있게 되면서 '어떤 이유로 이런 문제가 생기고 있구나', '내가 어떻게 해야 되는구나'라고 성찰하게 되고 이러한 성찰이 본인을 조금씩 변하게 하는 에너지를 만들고 실제 행동하게 한다. 다른 사람을 탓하지 않으면서 자신의 변화된 행동으로 돌아오는 작은 결과에도 감사하게 되고, 작은 행복은 이러한 변화된 행동을 유지하게 만들어 삶에 대한 또 다른 의미와 행복을 전해준다. 이러한 변화를 본인 스스로 느끼기 시작하면서 단주생활이 유지되는 것이다.

check

■ **어떻게 회복, 단주에의 변화 의지가 시작되는가?**

- 더 이상 추락할 곳이 없다.
- 소중한 사람의 말 한마디
- 문뜩 깨달은 현재 자신의 모습
- 당혹스럽고 놀랄만한 상황의 경험
- 음주와 관련된 건강문제나 염려들
- 중요한 타인과의 문제 발생(법적, 경제적)

출처 : 채숙희 외 (2008). 술 없는 인생 후반전을 꿈꾼다.

주위에서 걱정하더라도 스스로 문제를 인식하기까지 걸리는 시간은 평균 6년

회복과 죽음의 갈림길에서 회복의 길을 선택하는 데는 분명한 계기가 있다. 병원에서나 센터에서 많은 알코올중독자들을 접하다보면 어떻게 하면 변화의 의지가 시작될 수 있는가에 대해 많은 생각을 하게 된다. 환자들은 흔히 "더 이상 추락할 수 없는 바닥까지 내려가야지 다시 올라온다."는 말을 많이 한다. 또는 자신에게 어떤 말 한마디가 와 닿아 단주를 시작하는 계기가 되었다고 하는 사람들도 있다. 기억에 남는 환자가 했던 말이 있다.

"아빠가 너무 힘들어 보인다고, 아빠에게 좋아하는 술을 마시라고 가져오는 어린 딸아이의 모습에 한없이 눈물이 났다. 딸아이는 나를 이렇게 생각하는데 내가 하는 이런 행동이 옳은 것인가?"

그 이후로 그 환자는 소중한 딸아이의 말 한마디가 단주의 계기가 되어 지금까지도 잘 유지해 오고 있다. 비단 이러한 사례뿐만이 아니라 대부분 알코올중독자들은 가족에 대해 많은 이야기를 한다. 질타와 원망을 하기도 하고 또는 사정을 하기도 한다. 그러다 어느 순간 가슴에 와 닿는 말들, 지금 상황에 대해 자각하게 되는 말들을 들으면서, 문득 '이게 정말 괜찮은 삶인가? 나는 잘 살고 있나.'라는 생각을 하게 되는 경우가 많다. 이때 가족이나 주변 사람이 얼마나 잘 도와주느냐가 매우 중요하다.

3년째 단주를 유지하면서 잘 지내는 환자가 있었다. 어느 날 아침에 눈을 떠보니 본인이 술에 취해 시장 안 배추더미에서 속옷만 입고 누워 있었다고 한다. 사람들이 속옷만 입고 누워 있는 자기 모습을 쳐다보는데 창피해서 견딜 수가 없었고 순간 '내 나이가 이제 50인데, 앞으로 이렇게 산다는 것이 내 삶이 내 인생이 어떻게 될까?'라는 생각이 들었다고 한다. 그러한 상황이 오히려 그 환자에게는 회복할 수 있는 계기가 된 것이다.

알코올중독자 대부분은 음주와 관련된 건강상의 문제를 갖고 있다. 그런데 이 문제가 변화의 의지를 일으키는 계기가 되기도 하고 또한 알코올로 인한 질병들이 너무 많아 오히려 그 중요성을 인식하지 못하게 되기도 한다. 병원에 입원한 알코올중독자 중에는 알코올과 관련된 질환을 앓고 있는 사람들이 많이 있다. 그 중에는 내과 치료를 받고 나서야 '더 이상 안 마실 거예요.'라고 말하는 사람도 있고, 질병이 매우 악화되어 더 이상 치료할 수가 없을 때, 그제야 단주를 결심하는 사람들도 있다. 참으로 안타까운 현실이다.

본인이 의도하지 않았던 상황에서 계기가 생기기도 한다. 예를 들어 가족이나 다른 사람들을 구타하는 문제로 병원에 입원하게 되거나 교도소에 구속된 상황에서 '아, 이제는 내가 변해야 하는 시기구나.'라는 걸 깨닫게 되는 것이다.

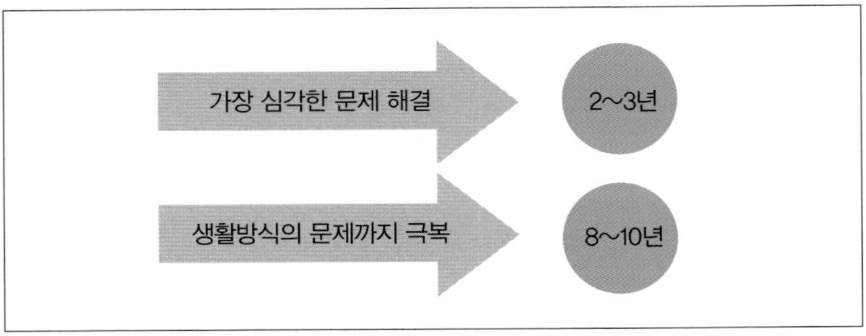

▲ 회복되기까지 걸리는 평균 소요 시간

평균적으로 과음하기 시작해서 알코올중독이 되기까지 남성은 5~7년, 여성은 경우는 4년 정도가 걸린다. 반대로 회복되는 시간은 사람마다 다르지만 지금 당장 가장 심각한 문제가 해결되는 기간은 보통 2~3년, 생활방식의 문제까지 극복되는 데, 즉 단주생활을 잘 유지하여 온전한 생활을 할 수 있기까지는 8~10년 정도가 소요된다고 한다. 너무 오랜 시간이 걸리지만 여기서 가장 중요한 것은 '지금이 시작하기에 가장 빠른 시간'이고, 우리의 분명한 목표는 '오늘 하루의 단주'라는 것이다.

회복 과정의 여섯 가지 발달 단계

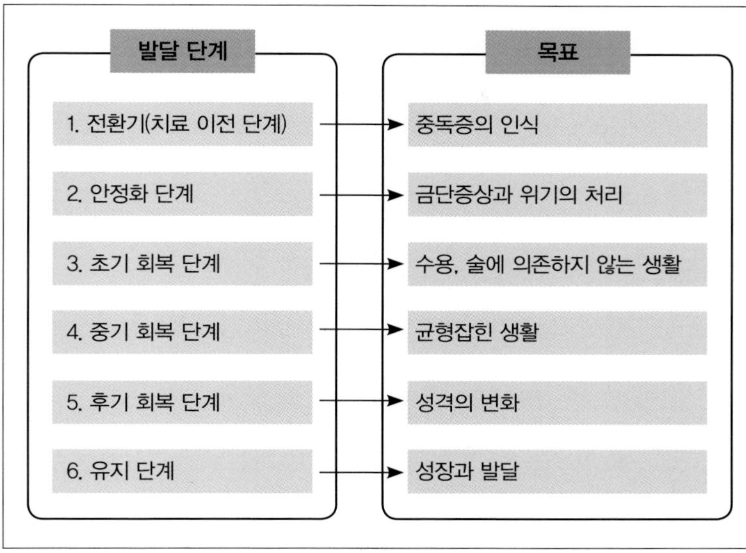

▲ 회복 과정의 여섯 가지 발달 단계

회복을 돕는 치료 단계를 보면 각 단계에 따라 목표가 조금씩 다르다. 전환기에서는 중독을 인식하게 하는 것, 안정화 단계에는 금단증상을 포함한 다른 문제에 대한 안정화가 중요하므로 금단증상을 잘 치료해 주고 다른 위협적인 문제를 처리해 주는 것들이 중요하다. 초기 회복 단계에서는 술 없이 살 수 있는 삶에 대해 설명해 주고 그걸 경험할 수 있게 해주어야 한다. 중기 회복 단계에서는 술 문제뿐만 아니라 생활습관, 균형 잡힌 생활, 가족관계 등에 대해서 잘 정리해서 실행할 수 있도록 하는 부분들이 중요하다. 다음 후기 회복 단계에서는 주변 환경뿐만 아니라 본인의 문제되는 성격을 변화시켜 좀 더 성숙할 수 있도록 하는 것, 마지막으로 유지 단계는 이렇게 성장된 부분들을 잘 유지할 수 있도록 목표를 세워 실행하는 것이 중요하다.

중독에 대한 인식이 부족하고 여러 가지 문제에 대해 안정적이지 않은 치료 이전 단계나 안정화 단계는 매우 위험한 단계이므로 회복 과정에 들어온 것이라고 볼 수 없다.

병원을 찾는 알코올중독자들은 치료 이전의 단계에서 "딱 한 달만 마시지 말자." 또는 "오늘만 마시고 다음부턴 안 마실 거에요."라는 말들을 많이 하지만 오히려 나는 "일주일 동안만 마시지 말고 와 보세요."라고 설득한다. 짧지만 일주일이라는 단주 기간이 변화에 대한 동기가 되는 경우도 있기 때문이다. 안타깝게도 절반 이상이 일주일 금주마저도 성공하지 못하지만, 비록 실패와 결심을 반복한다 하더라도 이렇게 실현 가능성이 있는 분명한 목표를 정하고 스스로 노력하는 모습을 통해 언젠가는 반드시 회복하게 된다. 실패하고 다시 결심하지 않는다면 스스로 자신의 패배를 인정하는 것과 같다.

회복 과정은 중독자 스스로 깨달아가는 과정임을 이해해야 한다.

알코올중독자는 앞에 놓인 술을 안 마실 수 없다는 사실을 스스로 인정해야 한다. 다시 말해, 자기 스스로가 중독자임을 깨달아가는 과정이 곧 회복 단계로 가는 길이다. 안정화 단계에서는 본인의 금단증상이나 다른 문제들 또는 단주생활 유지에 대한 의심이 많아지므로, 회복의 과정에서는 자신의 생각을 정리하는 작업이 필요하다. 부정적이고 불안한 감정을 잘 처리할 수 있다면 자신의 행동을 통제하기 쉬울 뿐만 아니라 술이 유혹하는 환경들도 피할 수 있게 된다. 이 과정에서는 환경을 조절할 수 있는 통제력과 상황을 판단하는 능력을 갖추는 것 또한 중요하다. 초기 회복 단계에서는 본인 스스로의 많은 노력이 필요하며, 술에 의존하지 않고 생활할 수 있는 방법에는 어떤 것이 있는지 하나씩 배워나간다. 이때는 회복 프로그램 참석이 반드시 동반되어야 한다. 1주일에 한 번, 1주일에 2번, 단주모임은 어디에서 있고, 내가 가야 할 모임은 어떤 것들이 있는지에 대해 항상 인식하면서 스스로가 선택한 자기 나름의 회복 프로그램이 있어야 한다. 그리고 이후의 시간들에 대해 술의 도움 없이 효율적으로 생활할 수 있다면 이제는 꾸준히 유지하는 것이 중요하다. 이러한 과정들이 차근차근 이루어진다면 초기 회복 단계에서 큰 힘을 발휘할 수 있을 것이다.

그렇다면 회복을 위한 구조화된 회복 프로그램이란 어떤 것인지 좀 더 자세히 살펴보도록 하자.

먼저 초기 회복 단계에서는 자신의 상황에 맞게 주위 알코올상담센터나 병원 외래, 또는 가족과의 관계 등을 포함한 여러 가지 외부환경자원들을 모아 자신만의 틀을 가진 회복 프로그램으로

구성하여 꾸준히 진행해야 한다. 중기 회복 단계에서는 생활방식의 변화가 필요하다. 단순히 술만 마시지 않고 지내는 것이 아니라 긍정적 생활을 위한 노력으로 운동이나 취미생활 등을 하며 생활을 바꿔나가야 회복의 전체 과정에서 봤을 때 더 의미 있는 생활로 다가올 수 있기 때문이다. 하루에 세 끼를 꼬박꼬박 챙겨 먹고 잠을 잘 자는 생활을 일정하게 유지하다보면 규칙적인 건강한 생활을 만들 수 있는 것과 같은 이치이다. 또한 이 단계에서는 회복 프로그램에 꾸준히 참여하는 것이 중요한데 이때 가족과의 관계나 직업 활동 등을 통해 회복되기도 한다. 적절한 운동이나 영양섭취, 그리고 이에 대응되는 활동들이 지속적으로 유지될 때 회복에 큰 영향을 미친다.

후기 회복기에 가면 본인이 평소 '난 괜찮은 사람이야'라는 생각을 가지고 생활하다가도 가족 간에 문제가 발생하면 다시 '나는 부족한 사람이구나'라고 쉽게 좌절하게 되는데 이때 자존감 향상이나 대인관계에서 긍정적인 부분을 찾을 수 있도록 도와주는 것이 필요하다. 그리고 이 단계에서는 자신에 대한 생각보다는 타인에 대한 배려, 즉 다른 사람들의 입장을 고려해 보는 관점의 변화가 일어나기도 한다. 이제는 나보다 다른 사람들이 어떻게 생각하는지, 그리고 다른 사람들은 이 문제에 대해 어떻게 생각을 하는지, 또 나는 사람들에게 어떤 배려를 해야 되는지에 대해 생각하는 것이 중요한 부분으로 자리 잡는다.

또한 이런 변화들을 통해 다른 사람들과 적절한 소통을 하고 신뢰 관계를 형성하기도 하는데 유지 단계에서 회복 프로그램을 지속하고 생산적인 활동, 즉 남을 돕는 활동, 모임에 꾸준히 참여하는 것 등이 여기에 해당된다. 가끔 모임에 꾸준히 참석하면서 다른 사람들에게 전화도 걸어 말벗이 되어 주고 책을 읽어보라고 권하는 등의 높은 성장을 보이는 사람들이 있는데 이러한 것들은 처음 모임에 참석하는 사람들에게는 어떠한 전문가의 조언보다도 큰 도움이 되고 동시에 자신에게도 이 단계를 지속할 수 있는 밑거름이 된다.

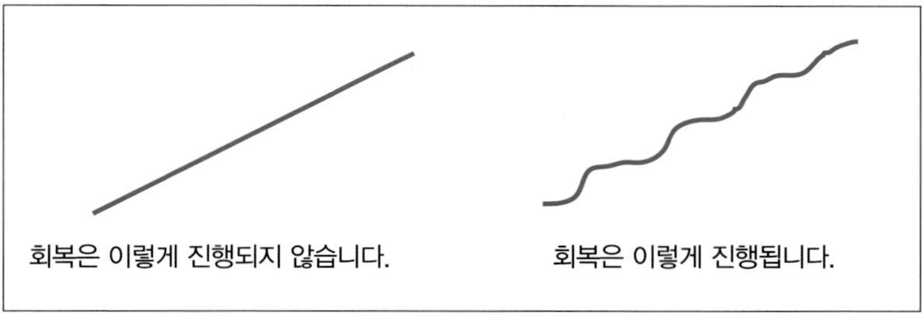

▲ 중독으로부터의 회복은 일직선 과정이 아니다.

여러 차례 재발하더라도 실제로 회복이 이루어질 수 있는가?

회복은 직선처럼 일정하게 계속 진행되는 것이 아니라 실패하고 회복되는 과정을 수없이 반복하면서 이뤄지는 것이다. 그러므로 '지금 내가 비록 조금 뒤처지긴 하지만 또다시 노력하면 더 회복될 수 있다.'고 굳게 믿고 꾸준히 노력하는 것이 가장 중요하다.

마지막으로 회복을 위한 또는 재발되지 않기 위한 다섯 가지 마음가짐에 대해 살펴보도록 하자.

check

■ **재발되지 않기 위해 어떤 마음가짐으로 노력해야 하는가?**

1. 솔직하고 정직하자.
2. 내가 먼저 변하자.
3. 극단적 사고에서 벗어나자.
4. 부정적 생각에서 벗어나자.
5. 회복 유지 전략을 배우자.

첫째, 자신에게 솔직해지자.

알코올중독자들은 "오늘은 내가 한 잔 마시지만 내일부터는 안 마실 거니까, 오늘만 마시는 거다."라는 말들을 많이 한다. 하지만 이 문제에 대해 스스로 솔직해지지 않으면 변화의 동기를 찾을 수 없다. 동기는 '지금의 문제가 자신에게 중요한 것'이라는 분명한 생각에서 시작된다. 그러므로 솔직하게 지금 자신의 상황을 명확하게 파악하고, 술 문제로 인해 어떤 피해가 있는지 다른 사람들과 솔직하고 정직하게 논의하려는 자세가 가장 중요하다.

둘째, 내가 변해야 한다.

회복 초기의 알코올중독자들은 직장이, 가족이, 부인이 술을 마시게 한다고 많은 이유를 늘어놓으며, '어쩔 수 없었다.'고 한다. 또한, '난 변하고 싶은데, 주변이 도와주질 않는다.'고 한다. 자신이 먼저 변하지 않는다면 다른 사람을 변화시킬 수 없다. 결국 자신이 변해야 타인도 변하는 것이지 나는 변하지 않으면서 남을 변화시킬 방법은 존재하지 않는다는 분명한 진실을 다시 한 번 마음에 새겨야 한다.

셋째, 극단적 사고에서 벗어나야 한다.

많은 환자들이 "10년, 100년 절대로 안 마셔요, 걱정하지 마세요."라고 하지만 이렇게 말하는 사람들은 실패하는 경우가 대부분이다. 왜냐하면 이러한 극단적인 생각은 오히려 본인에게 스트레스를 주어 힘든 상황에 빠지게 하기 때문이다. 극단적인 것보다는 아주 조그마한 것부터 '차근차근 변해야겠다.'고 생각하는 것이 중요하다. 즉 '오늘 단주!'가 성공하는 단주의 핵심이다.

넷째, 부정적 생각에서 벗어나는 것이 중요하다.

"더 이상 아무것도 할 수가 없어요. 내가 여기서 뭘 더 하겠어요, 끝이에요. 직장도 잃었죠, 간도 나쁘고 몸도 나쁘죠. 술도 계속 마시죠. 뭘 더 바라겠어요. 그냥 술 먹고 죽을래요."라고 하면서 부정적인 표현을 자주 하는 사람들은 당연히 재발하고, 상황도 점점 악화되는 경우가 많다. 부정적인 생각과 표현은 자신의 감정을 좋지 않은 쪽으로 더욱 강화시키고 몰입시켜 긍정적인 생각을 할 수 없게 만든다.

또한 부정적인 표현은 긍정적인 표현에 비해 3배의 힘을 가지고 있어 여러 가지로 회복에 방해 요소로 작용한다. 반대로 긍정적인 생각과 행동은 의도적이고 꾸준한 연습이 필요한 부분이지만 미래에 대한 두려움으로 인한 부정적인 생각에서 희망을 볼 수 있게 하는 힘을 발휘한다. 부정적인 생각이 압도적인 중독자라 하더라도 지금 한 걸음 내디딜 수 있다면 어제와는 다른 더 나은 하루를 살 수 있다는 것을 분명히 인식시키는 것이 꼭 필요하다.

더 이상 할 수 있는 것이 없다면, 그냥, 오늘 하루만 단주해 보자. 오늘 하루를 위해 내가 할 수 있는 일이 무엇인지 찾는 것이다. 자신과 가족을 위해. 오늘 단주는 회복의 시작이다.

다섯째, 회복 유지 전략을 배워야 한다.

회복은 단순히 긍정적인 사고나 태도만으로 되는 것이 절대 아니다. 다시 말해, 서울을 가더라도 '어떻게 해서 서울을 가겠다.'는 구체적인 방법이 중요한 것처럼 회복 과정도 마찬가지이다. 자신이 어떤 단계와 상황 속에 있고 앞으로는 어떻게 할 것인지에 대한 구체적인 전략 및 방법이 있어야 한다.

예를 들어, 유지 단계에서 배운 회복에 대한 여러 가지 방법들을 어떻게 단주모임으로 이어가고 또한 자신의 상황에 맞는 단주모임을 어떻게 찾아갈 것인가에 대한 자신만의 구조화된 전략이 중요하다는 것이다. 회사를 경영하듯이 구체적이고 분명한 단기, 중기, 장기 목표를 세우고, 세부적인 행동 내용을 잘 설정하는 것이 필요하다.

수많은 회복자 중 한 환자의 감동적인 말이 기억난다.

“나는 알코올중독에 걸린 것을 한편으로 감사한다. 내가 이 병을 극복하고 회복하는 동안 나는 전보다 더 좋은 사람이 되었다.”

단주는 단순히 음주를 하지 않는 것이 아니다. 생활을, 삶을, 인생의 의미를 바꾸는 일이다. 이처럼 소중한 일이 또 어디 있겠는가?

제 7 장

알코올중독의 약물치료

술 끊는 약을 주세요.

—— 가톨릭의대 정신건강의학과 **김대진** 교수

이 장은 알코올중독의 치료에 꼭 필요한 약물치료에 대한 내용이다.

보통 약물이라고 하면 알코올중독자들은 경계하는 태도를 보이고, 보호자들도 중독을 치료하는 데 왜 약물이 필요한지 의문을 갖는다. 중독이라는 문제의 근본적인 원인을 약한 의지와 나쁜 습관 때문이라고 생각하기 때문이다. 하지만 절대 그렇지 않다. 알코올중독은 뇌의 질환이기 때문에 반드시 약물치료가 필요하다.

알코올중독은 뇌의 질환이고 뇌질환을 극복할 수 있는 효과적인 약물들이 개발되어 있다.

그렇다면 어떤 약물들이 알코올중독자들을 도와줄 수 있고, 과연 어떤 이유로 이런 것들이 중독을 치료할 수 있는지에 대해 하나하나 알아보자.

술 끊는 약이 있는가?

술의 맛을 느끼지 못하게 하는 약 날트렉손(naltrexone), 금단증상을 차단하는 약 아캄프로세이트(acamprosate)가 있다.

사람의 머릿속에는 보상회로라는 것이 있다. 우리가 과거 기분이 좋았을 때를 돌이켜 보면 '술 마셨을 때 너무 좋았다.'거나 '우리 아들이 대학교에 합격했을 때 너무 기뻤다.' 또는 '승진했을 때 너무 즐거웠다.' 등의 여러 가지 기쁨을 떠올릴 수 있을 것이다.

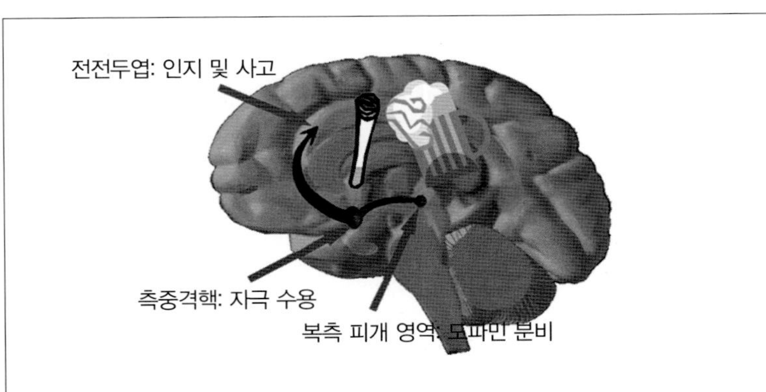

▲ 중독에 의한 뇌질환

이것들은 모두 공통적으로 우리 뇌의 보상회로를 활성화시키는 도파민이라는 물질이 쾌감을 느끼게 해주었기 때문이다.

담배도 마찬가지다. 니코틴이 수용체에 반응하면 도파민이라는 물질이 나와 쾌감을 느끼게 된다.

그래서 일부 중독치료약은 도파민이 나오지 못하게 하는 작용을 한다. 즉, 약을 복용하면 술을 마셔도 도파민이 나오지 않아 쾌감을 느끼지 못하게 되는 것이다. 중독의 치료약 중 날트렉손이라는 약이 있는데 이 약을 복용한 환자는 "그 약을 먹고 술을 마셨는데 술 맛이 안 나고 마치 김 빠진 사이다를 마시는 것 같았다."라고 표현한다. 술은 7~8병까지 마실 수 있지만 김 빠진 사이다는 7~8병은 커녕 한 잔도 마시기 힘들다.

다음은 아캄프로세이트에 대해 이야기해 보자. 화투를 칠 때 '일타 쌍피'라는 이야기가 있는데 아캄프로세이트가 이와 같은 약이다. 이 약 한 가지를 복용함으로써 세 가지 효과를 볼 수 있다. 첫 번째로는 금단증상 시 뇌의 손상을 예방하는 효과가 있고, 두 번째는 항갈망효과(술을 마시고 싶지 않게 하는), 마지막으로 세 번째는 뇌를 보호하는 효과(뇌세포 활성화)가 있다.

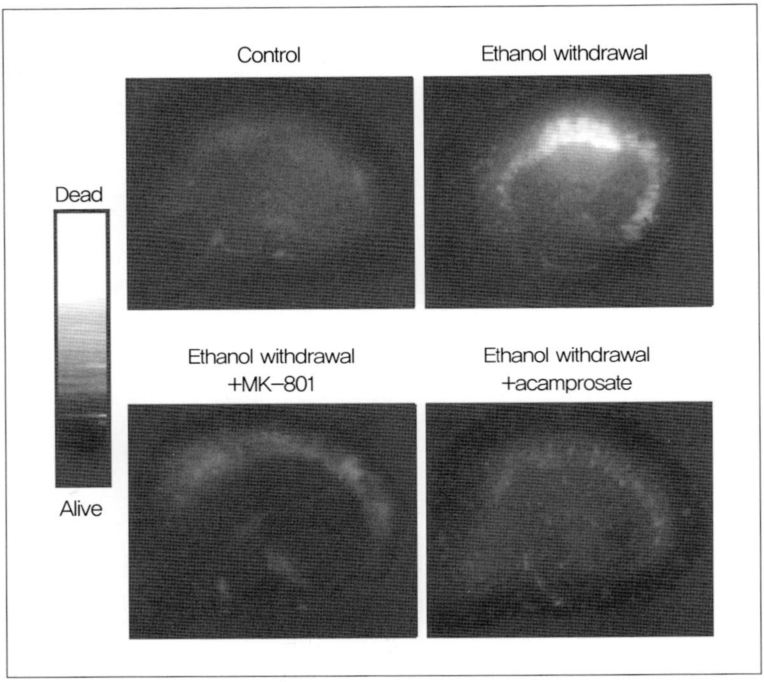
Control
Ethanol withdrawal
Dead
Alive
Ethanol withdrawal
+MK-801
Ethanol withdrawal
+acamprosate

152쪽의 사진은 쥐의 뇌에 있는 해마라는 부위를 관찰한 사진이다. 해마는 어떤 일을 기억할 때 가장 중요한 역할을 하는 곳이다. 쥐에게 장기간 술을 먹여 알코올중독이 되게 한 후에 단주를 시키고 해마 부위를 관찰하였다. 오른쪽 상단의 Ethanol withdrawal(알코올 금단)의 사진을 보면 불이 붙는 듯 하얀색을 띠고 있는 것을 볼 수 있다. 이렇게 색이 변한다는 것은 신경독성을 의미하는데 해마에 신경독성이 일어난다는 것은 세포의 죽음을 뜻한다. 그런데 신기하게도 쥐에게 아캄프로세이트라는 약을 먹였더니 오른쪽 하단의 사진(Ethanol withdrawal + acamprosate)처럼 뇌의 신경독성으로 인한 괴사가 70~80% 억제되는 효과를 보였다. 다시 말해, 아캄프로세이트라는 약은 뇌세포 손상을 막아주는 효과가 있고 중독에서 회복되는 뇌의 인지기능을 좋아지게 하는 일부 효과가 있다.

술과 관련된 모든 약이 뇌에 작용하는 약인가?

술을 끊는 약 중에 약을 먹고 술을 마시면 심한 고통을 느끼게 하는 약이 있었다. 이런 약들은 몸이 술을 분해할 수 없도록 해서 술을 마셨을 경우 심한 숙취를 느끼게 한다. 하지만 이런 약은 근본적인 치료법이 아니며 안전성도 보장되지 않아서 국내에서는 시판이 금지되었다.

보다 근본적인 치료제로 항갈망제(anti-craving agent)가 있는

데, 대표적으로 앞서 말한 아캄프로세이트와 날트렉손이라는 약이 있다. 항갈망제는 뇌의 보상회로에서 생성되는 술에 대한 갈망감을 줄여 의지를 가지고 술을 끊으려고 할 때 보상회로의 신호들이 이를 방해하지 못하도록 한다. 즉, 알코올중독자들이 스스로 의지를 더 발휘할 수 있도록 보조적인 역할을 하는 것이다.

처음에 술을 마시기 시작할 때 어떠하였는가?

아마도 대부분의 사람들이 기분이 좋아서(liking) 술을 마시게 되었을 것이다. 하지만 술을 지속적으로 마시다보면 처음에 좋았던 느낌은 점점 줄어든다. 알코올중독자들에게 술이 좋아서 마시냐고 물어보면 "술은 정말 싫은데 술 없이는 못 산다."고 이야기하는 경우가 많다. 처음에는 좋아서 시작했지만 나중에는 자동적으로 원하게 되고(wanting) 마시지 않으면 너무 괴로운 상태가 되는 것이다. 여기서 말하는 술을 마시지 않으면 괴로운 상태를 금단증상이라 하는데 금단증상이 나타날 것에 대비해서 미리 술을 마시기도 한다.

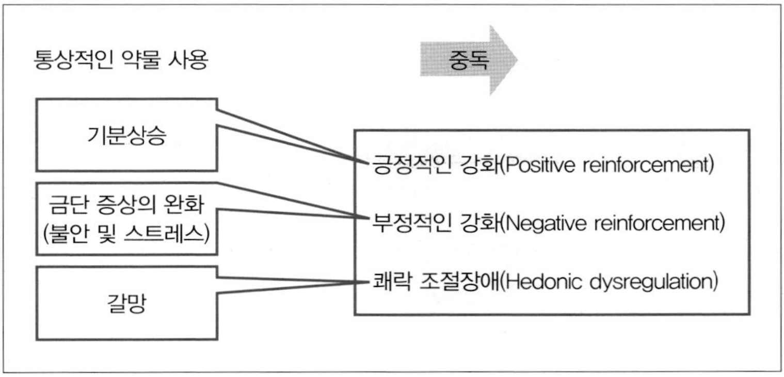

▲ **약물중독**

출처: Kaplan & Sadock's comprehensive textbook of psychiatry.

알코올중독자들은 처음에는 긍정적 강화로 술이 좋아서 마시다가 나중에는 부정적 강화인 금단증상이 나타날 것 같아 술을 마신다. 금단증상이 무서워 아침부터 술을 마시는 것이다. 아침부터 시작해서 점심, 저녁까지 술을 마시는데 바로 이 단계가 중독이 되는 과정이며, 이러한 중독을 치료하는 항갈망제는 긍정적 강화와 부정적 강화에 모두 작용한다. 주로 긍정적 강화를 차단하는 약은 날트렉손이고 부정적 강화를 차단하는 약은 아캄프로세이트이다.

크게 정리하면, 술이 좋아서 마셨다면 날트렉손, 금단증상이 무서워서 술을 마셨다면 아캄프로세이트가 더 도움이 된다. 하지만 대부분의 알코올중독자는 이 두 가지를 동시에 경험하고 있는 경우가 많다. 가끔 "왜 저에게 두 가지 약을 다 처방하십니까?"라고 질문하는 환자들이 있는데, 그 이유는 앞에서 설명한 긍정적 강화와 부정적 강화, 이 두 마리의 토끼를 동시에 잡으면 단주할 가능성이 극적으로 높아지기 때문이다. 긍정적 강화와 부정적 강화를 동시에 통제함으로써 갈망을 통제하고 재발을 방지하여 술을 끊을 수 있는 길로 들어서게 되는 것이다.

구분	날트렉손	아캄프로세이트
작용기전	오피오이드 차단제	가바, 글루타메이트 균형 조절
항갈망효과	있음	있음
강화 차단	양성강화 차단	양성강화, 음성강화 차단
용법	1일 1회 복용	1일 3회 복용
부작용	오심, 두통 등	복통, 설사 등

뇌의 혈류량이 증가한다는 것은 어떤 의미인가?

정상인들에게는 소주가 찍혀 있는 사진을 보여 줘도 아무런 반응이 없지만 알코올중독자는 사진 속의 소주병만으로 뇌의 혈류량이 매우 증가된다. 여기서 뇌의 혈류량이 증가한다는 것은 갈망을 의미한다. 느낌이 아니라 실제로 술을 너무 마시고 싶어진다는 뜻이다. 그럴 때 사진의 화살표 부분의 뇌 혈류량이 증가되는데 이렇게 되면 갈망이 쉽게 통제되지 않는다.

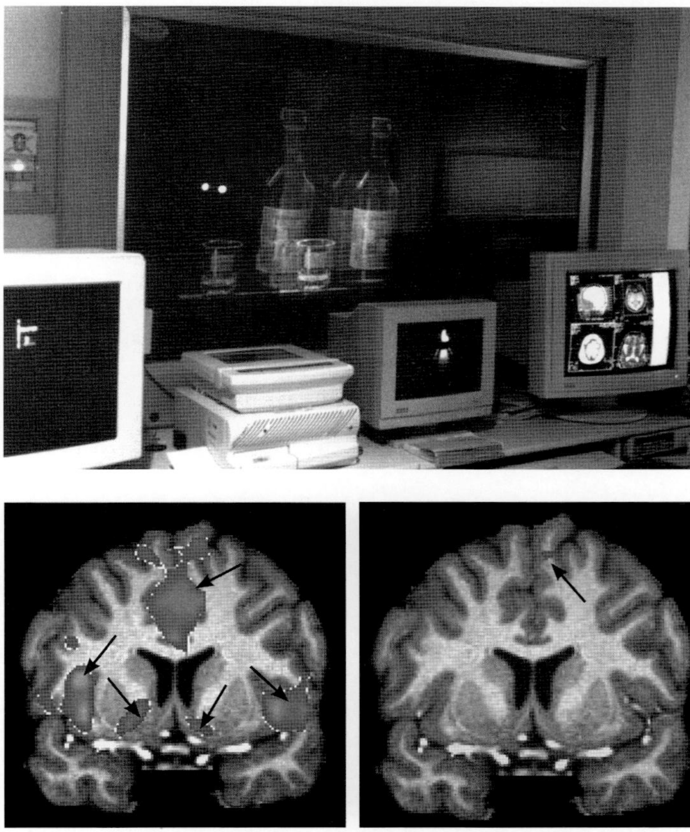

알코올 의존(10명)　　정상(10명)

▲ **술에 대한 자극에서의 반응**

예를 들어, 알코올중독자가 TV에 나오는 맥주 광고를 보고 침이 꼴깍꼴깍 넘어가는 것이나 또는 알코올중독자가 아니더라도 가끔 이런 광고를 보면서 술을 마시고 싶다는 생각이 드는 것 모두가 갈망이다. 이럴 때 항갈망제를 먹으면 혈류량이 현저히 감소되고 갈망현상도 미미하게 줄어든다. 또한 증가된 혈류는 불과 5분 만에 정상으로 돌아온다. 5분만 참으면 조절할 수 있는 범위 내로 갈망이 떨어진다는 것이다.

10년째 다니고 있는 회사의 상사에게 심한 스트레스를 받고 집에 가는데 비가 내린다. 골목에서는 부침개 냄새가 나고, 게다가 옛날 술친구에게 연락이 와서 술 한 잔 하자고 권유를 한다.

이런 상황이 되면 갈망이 최고조로 높아진다. 그런데 만약에 이 사람이 항갈망제를 복용하고 있다면 갈망이 적게 느껴질 것이고 설령 갈망을 느낀다고 하더라도 5분만 참으면 자신이 조절할 수 있는 범위 내로 떨어져 재발을 막을 수 있다. 하지만 어떤 사람들은 이때 오랫동안 끊었던 술을 다시 마시고 입원하기도 한다. 그 순간 무너져 버리고 마는 것이다.

그렇다면 얼마 동안 약을 먹어야 하는가?

2년만 끊으면 평생 술 없이 살 가능성은 90% 이상이다.

약만 먹으면 알코올중독은 치료되는가?

약을 복용하는 것만으로는 치료가 되지 않는다. 중독이라는 질환은 생물학적인 질환이지만 환경적인 부분이 포함되어 있다. 다시 말해 알코올중독은 여러 가지 요인이 포함되어 있는 질환이다. 생물학적 요인이 60%라면, 환경적 요인이 40%이다. 이것은 병을 회복하려면 약물치료와 사회심리적 치료(인지행동, 동기치료, 스트레스 관리 등)가 병행되어야 성공률이 높아진다는 것을 의미한다. 그래서 치료자들은 환자들에게 알코올중독의 치료는 종합예술과도 같다고 이야기한다.

술 때문에 손상된 뇌를 어떻게 치료할 수 있을까?

술을 한 번이라도 과도하게 마시면 소금에 절인 배추처럼 뇌가 쪼그라든다. 이 쪼그라진 뇌세포가 펴지는 데는 시간이 걸린다. 하지만 우리는 뇌가 펴질만한 회복의 시간을 주지 않고 계속 술을 마신다. 실제로 어떤 환자의 경우 30대인데도 불구하고 뇌가 정상인에 비해 30%가 쪼그라들어 70~80대의 치매 환자의 뇌와 비슷한 모습을 보인 경우도 있었다. 그래서 치료자는 환자에게 "술을 마시는 것은 알코올성 치매로 가는 급행열차"라고 이야기한다. 알코올중독으로 인해 병원에 입원하면 인지기능 평가 후 적절한 치료를 하게 되는데 인지기능을 개선시키는 데 무엇보다도 중요한 것은 알코올중독자 스스로의 노력이다.

술을 마신 후 기억의 필름 끊김 현상(blackout)을 경험해 본 적이 있는가? 우리나라 사람들 중 15%가 필름 끊김 현상을 경험하고, 알코올중독자의 경우에는 90% 이상이 경험한다고 한다. 블랙아웃에는 두 가지 종류가 있다. 힌트를 주면 생각나는 기억손상(partial blackout)이 있고 힌트를 줘도 기억하지 못하는 기억손상(enbloc blackout)이 있다. 통째로 필름이 끊기는 현상은 당신의 뇌가 손상되었고 치료가 필요하다는 것을 의미하는데 블랙아웃이 진행되면 알코올성 인지장애가 된다. 예를 들어 전화번호를 들어도 기억을 하지 못하고 집 비밀번호도 헷갈리고 주차를 해놓고도 어디에 주차했는지 몰라 헤매는 등 일상생활에서 어려움을 겪게 되는 것이다.

알코올유도성 인지기능저하가 진행되면 알코올성 치매로 이어지는데 이때 가장 중요한 것은 161쪽의 그림에서 보여지듯이 자전거에서 자동차, 자동차에서 기차로 진행 속도가 점점 빨라진다는 것이다. 블랙아웃에서 치료를 시작하면 정상으로 회복될 수 있지만 알코올성 치매에서는 뇌의 기능을 다시 되돌릴 수 없다. 적어도 인지기능이 저하되기 시작하면서부터는 치료를 시작해야 한다.

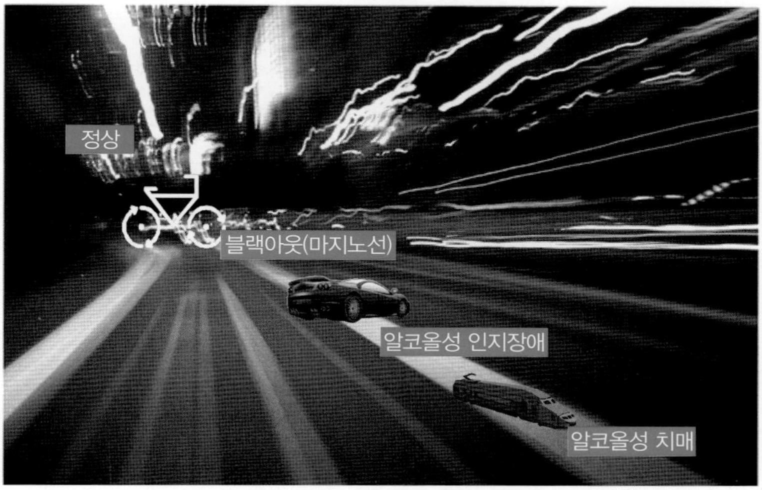

▲ **알코올성 치매와 블랙아웃**

그렇다면 어떻게 하면 뇌를 건강하게 만들 수 있을까?

뇌는 가소성이 있고 재생될 수 있다. 뇌의 재생을 가장 많이 막고 있는 것은 첫째 술, 둘째 흡연, 셋째 스트레스, 넷째 운동 부족이다. 그런데 알코올중독자의 90%는 담배를 피운다. 그러므로 술 끊는 공부 다음에는 담배 끊는 공부를 해야 한다. 그래야 뇌가 정상으로 돌아간다. 그리고 스트레스를 줄이고 근력운동을 해야 한다. 근육이 있어야 뇌도 재생이 잘 되기 때문이다.

뇌가 회복되면 술을 조절할 수 있는 능력도 회복이 되는가? 또한 술을 마시고 지낼 수 있는가?

회복되더라도 술을 다시 마시게 되면 뇌는 급속도로 다시 나빠진다. 점화효과(priming effect)처럼 술을 다시 마시면 다이너마이트에 불을 붙이는 것과 같이 다시 활활 타오르게 된다. 그러므로 한 번 술을 끊었다면 평생 단주를 해야 한다.

그렇다면 술을 조절해서 마실 수 있는 사람은 어떠한 경우인가?

조절음주가 가능한 경우는 조금 다른 종류의 질환이라고 할 수 있는데 그런 경우는 사실 그렇게 많지 않다. 일반적으로 알코올중독은 일정시간 이상 술을 마시면 의존으로 넘어가는 병리적인 특성을 가지고 있다. 그러므로 단주를 시작했다면 평생에 걸쳐 이어가야 한다. 건강하고 행복하게 단주를 하고 있다면 다시 술의 길로 돌아가지 않길 바란다.

제 8 장

재발 예방과 대처

재발을 통해 회복 방법을 배우겠습니다.

——— 행복심리센터 '밝음' 대표/강남본원 센터장 **채숙희**
전, 을지대학교 중독재활복지학과 교수

실수를 범하지 않고 있다면 위험을 무릅쓰지 않는다는 것이고 아무런 목표도 이루지 못하고 있다는 뜻이다.

– 에이브러햄 링컨

이 장은 알코올중독이라는 힘들고 피할 수 없는 난관의 병에서 어떻게 하면 재발을 방지하고 회복해 나갈 수 있는지에 대한 내용을 담고 있다.

재발은 매우 중요한 주제이다. 특히 알코올중독에서 재발은 흔히 일어나는 일이고, 회복 과정에서의 재발은 자연스러운 결과이다. 그렇기 때문에 재발에 대한 특성을 알고, 이에 대한 해결책을 준비하는 것이 필요하다. 먼저 중독에서의 재발에 대한 개념을 알아보자.

check

■ **재발의 정의**

- 재발: 중독자가 음주를 다시 시작하는 것
  - 일회성 음주, 실수
  - 반복적 음주
- 재발 과정은 음주를 다시 시작하는 시점보다 먼저 시작
- 재발 과정은 도미노 현상처럼 여러 단계를 거쳐 점진적으로 진행
  예: 단주 중이지만 재발 과정이 진행되고 있을 수 있음

재발은 알코올중독자가 다시 음주를 재개하는 것을 말하는데 이 재발의 개념에는 몇 가지 견해들이 있다. 한 잔이라도 마신 상태를 재발로 보는 견해가 있고, 한 잔은 마셨지만 다음 음주로 이어지지 않는 경우는 재발이 아닌 '실수'로 보고 한 번 마신 후 며칠 동안 지속적으로 마시는 경우를 재발로 보는 견해가 있다. 이와 같이 다소 차이는 있지만 기본적으로 중독자가 다시 음주를 하는 것이 재발이다.

알코올중독은 갑자기 재발하지 않는다.

재발의 과정은 술을 마시는 행위가 결과로 나타나는 것으로, 어느 한 순간에 일어나는 것이 아니라 계속적인 여러 가지 심리 변

화가 행동 변화로 이어져 결국 술을 마시게 되는 것이다. 그래서 재발을 단순한 재발로 보기보다는 재발 과정으로 이해하는 것이 필요하다.

재발 과정을 도미노현상으로 비유해서 설명하면 쉽게 이해할 수 있는데, 예를 들어 촘촘히 세워져 있던 조각 하나가 무너지면서 단계적으로 영향을 미쳐 마지막 남은 조각까지도 영향을 받아 무너지는 것이다. 이 도미노의 마지막 단계가 음주를 하게 되는 것이라고 비유할 수 있다. 다시 말해 이런 도미노현상이 재발의 과정인 것이다. 또한 회복 중인 알코올중독자가 당장은 술을 마시지 않고 있지만 무엇인가 마음이 불안하고 사람들과의 관계에서 지속적으로 문제가 일어나고 있다면 현재 이 사람은 이미 재발 과정이 진행되는 것으로 볼 수 있다.

현재 술을 마시지는 않았지만 재발은 이미 시작되었다는 뜻인가?

check

■ **왜 재발할까?**

- 단주 동기 부족 : 조절음주
  - 만성 재발자들 : 병식은 어느 정도 있고 단주를 원함
- 단주생활을 위한 대처기술 부족
  - 회복 프로그램 부재

실제 재발 과정은 술을 아직 마시지 않았다 하더라도 그 전에 이미 무언가가 진행되고 있다고 봐야 한다. 그렇다면 '왜 재발이 일어날까?'

많은 알코올중독자들이 오랫동안 병원 입원 치료를 받으면서 나름대로 적잖은 노력을 했음에도 불구하고 재발하는 경우가 많았다. 그 이유에 대해 지금까지 많은 연구가 이루어졌는데 이 부분에 대한 학설 또한 다양하다.

먼저 임상적인 부분에서는 단주에 대한 동기가 부족한 경우와 단주에 대한 동기는 있지만 대처기술 부족으로 재발하는 경우, 크게 이 두 가지로 나눠진다. 단주 동기가 부족한 알코올중독자들을 보면 자신의 병에 대한 인식도 있고 회복을 위해 단주를 해야 하는 것을 잘 알면서도 막상 술을 끊으려고 하면 섭섭해 하는 경우가 많다. '이 좋은 것을 왜 끊어야 되나? 남들은 조금씩 적당히 조절해 가면서 술을 마시는데, 이제는 내가 중독이라는 병에 대해 조금은 알게 되었으니 예전처럼 술을 마시지는 않을 테고 조금씩만 조절하면서, 그리고 내가 필요할 때만 마시면서 살고 싶다.' 이런 마음들이 무의식적으로 작용하는 경우이다. 겉으로는 무조건 단주하는 것이 맞다고 하지만 무의식적으로 조절음주에 대한 욕구가 생기는 것이다. 10번 혹은 20번 이상 입 · 퇴원을 반복하면서 재발되는 사람들의 경우, 중독에 대한 병식도 있고 치료 경험도 많아 어느 정도의 지식을 가지고 있기는 하지만 그럼에도 불구하고 단주를 하지 못한다. 이때는 조절음주에 대한 욕구도 점검해야 하지만 특히 대처기술과 회복을 위한 다양한 프로그램들을 적극적으로 실행하고 있는지의 여부를 살펴보아야 한다. 재발을 막으려면 조절음주에 대한 미련을 포기하고 단주를 선택하는 것과 혹시 문제가 생겼을 때 대처할 만한 기술을 가지고 있어야 한다.

check

- **재발의 심각성**
  - 중독증은 재발률이 매우 높은 질병
    - 치료자, 환자, 가족에게 좌절감을 줌
  - 많은 알코올중독자가 3개월 이내에 재발(Brown 등, 1995)
  - 국내 연구 : 알코올중독자의 87%가 1년 내에 재발(김종성 외, 1999)

다음은 재발의 심각성이다. 중독이라는 병은 재발이 매우 자주 일어나는데 특히 치료를 마치고 퇴원한 지 3개월 정도 지났을 때 재발이 가장 많이 일어난다. 알코올중독자 가족들의 입장에서는 병원 입원도 했고 치료도 잘 받았으니 적어도 한 달 혹은 석 달은 술을 마시지 않을 거라고 생각하겠지만 기대와 달리 퇴원하는 날 마시는 사람도 매우 많다.

퇴원 및 치료 후 3개월에서 6개월 사이에 재발이 일어나는 여러 가지 이유 중에서도 '후기 금단증상'이라는 것이 환자들을 순식간에 재발의 유혹에 빠뜨린다고 보면 된다. 재발이 빈번하게 발생되면 환자 스스로 실망하는 것은 물론이고 가족들 입장에서도 '내가 이렇게 잘해 주면서 기다렸는데 또 다시 술을 마시는구나.'라고 생각해 좌절하게 된다. 그러므로 재발은 자연스럽게 일어날 수 있다는 것과 또한 재발했을 때 그에 대해 대처하는 것이 더 중요하다는 것을 알고 있어야 한다. 단주를 시작한 알코올중독자 중 87%가 1년 이내에 재발했다는 연구결과도 있다.

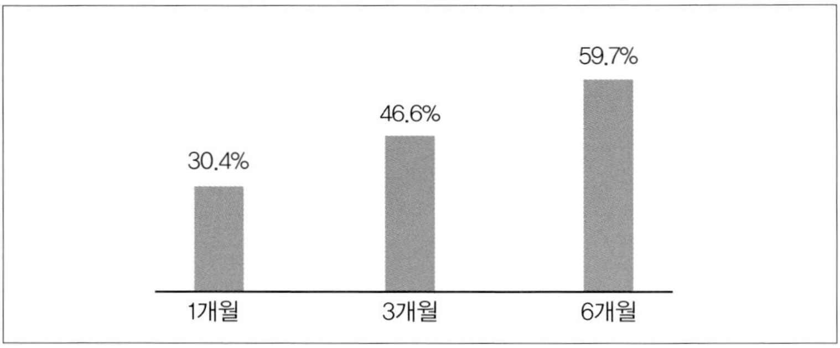

▲ **국내 전문병원 재발률 추적연구**

출처 : 채숙희 등 (2010).

최근 알코올전문병원에서 치료를 받은 환자들을 대상으로 재발률을 조사한 결과, 치료를 마치고 1개월 후에는 30.4%, 3개월과 6개월 후에는 각각 46.6%, 약 60%가 재발되었다. 즉, 10명 중 6명이 재발할 정도로 심각하다.

4가지의 고위험 상황

다음은 고위험 상황에 대한 내용이다. 알코올중독자들을 대상으로 연구해 보면 고위험 상황을 4가지로 분류하여 정리할 수 있다. 첫 번째, 부정적인 감정 상태이다. 우울하다거나 불안, 짜증, 분노, 소외감 등의 부정적인 감정이 느껴지는 상태가 고위험 상황에 해당된다.

check

■ **고위험 상황**

1. 부정적인 감정
   - 우울감
   - 불안, 짜증, 분노
   - 외로움, 소외감, 고독감
2. 신체적 통증 및 음주 갈망
   - 몸의 통증
   - 신체적으로 기운이 없고 피곤할 때
   - 배고플 때
   - 그냥 마시고 싶을 때(갈망)
   - 음주 조절력을 시험하고 싶을 때
   - 술병을 보거나 술 광고를 보거나 술집 앞을 지날 때

기분이 나쁘다, 우울하다 등 이런 감정이 느껴지면 그것 자체만으로도 위험하다는 것인가?

본인 스스로 부정적인 감정을 조절하기 어려워 마음을 평온하게 만들기 힘들다면 치료자를 찾아 현재 상황에 대해 이야기를 나누는 것이 좋다. 이 부분이 잘 훈련된다면 회복 프로그램으로 돌아갈 수 있다. 두 번째는 신체적 통증이나 음주 갈망 상태이다. 일반적으로 사람은 몸이 아프면 약을 먹거나 몸에 좋은 것들을 챙겨 먹는다. 그렇지만 알코올중독자들은 마치 자가투약을 하는 것처럼 약 대신 술을 마신다. 이처럼 몸이 지쳤을 때 또는 통증이 있을 때도 고위험 상황에 속한다. 그리고 배가 고플 때 다시 술을 마시는 일도 매우 빈번히 나타나므로 배가 고프지 않도록 관리하는 것도 매우 중요한 예방책이다. 마지막으로는 단순히 술을 마시고 싶다는 갈망감을 느끼는 경우인데, 이때는 술 마시는 것을 조절해 보고 싶다는 생각을 하기도 한다.

술자리에 참석해 술을 마시지 않는 연습을 하는 것은 바람직한가?

다른 사람들은 즐겁게 술을 마시는데 혼자만 마시지 못하게 되면 상대적 박탈감과 슬픔 등 부정적 감정들이 느껴지기 때문에 가능하면 회복의 초기 단계에서는 외적인 환경을 잘 통제해 주는 것이 좋다. 물론 모임에 꼭 참석해야 하는 경우도 있겠지만 초기에는 회식자리에 자주 참석한다거나 술친구를 만나는 것 자체가 고위험 상황에 속하기 때문에 최대한 피하는 것이 좋다.

check

■ **고위험 상황**

3. 사회적 압력
    - 각종 모임, 회식, 사교적 모임 등
    - 주변의 술 친구
    - 술을 권할 때
4. 긍정적인 생활사건
    - 하는 일이 잘 되어갈 때나 기분이 좋을 때
    - 돈이 생겼을 때

세 번째 고위험 상황은 사회적 압력이다. 사회적 모임이나 회식 또는 주변의 술친구들로 인해 재발이 일어나는 경우가 많은데, 이러한 상황에서는 술자리를 의도적으로 피하는 게 좋다. 사회적인 압력이 있다는 것 자체가 고위험 상황이므로 알코올중독자들은 이것을 인지하고 그 상황에 대한 충분한 계획을 세워야 한다.

네 번째 고위험 상황은 긍정적인 생활사건이 있을 때이다. 하는 일이 잘됐을 때, 대박이 났을 때, 기분이 좋을 때, 또는 돈이 생겼을 때 등 이런 긍정적인 상황에서도 의외로 재발이 자주 발생한다.

이렇게 고위험 상황을 4가지로 분류하여 정리했지만 각 개인의 고유한 특성과 차이가 있기 때문에 자신의 평소 습관이나 환경을 살펴 스스로 자신의 고위험 상황을 기록해 보고 점검하는 것이 좋다.

check

■ **고위험 상황에 대한 대책**

1. 자신의 내 · 외적 고위험 상황을 잘 파악하여 인지하고, 해결책을 계획하는 것이 중요하다.
   - 과거 경험을 통해 고위험 상황에 대해 점검
     – 성공했던 고위험 상황, 실패했던 고위험 상황
   - 앞으로 다가올 고위험 상황에 대한 예견
     – 고위험 상황 점검목록

과거의 고위험 상황에는 어떤 것들이 있었는가? 그 중 술을 마시지 않고 성공했던 고위험 상황은 언제였나? 어떠한 방법으로 성공을 하게 되었나? 등의 질문을 수시로 자신에게 던지면서 술을 마시지 않고 어떻게 극복하게 되었는지 잘 살펴본다. 또한 실패하게 되었던 고위험 상황, 즉 재발한 상황들에 대해서도 인지하고 있어야 한다. 예를 들어, 비가 오는 날 우울해서 술을 마시게 되었다고 하면 이 상황을 고위험군으로 정리해 두고 인지해야 하며 앞으로 다가올 상황에 대해서도 예견할 수 있어야 한다. 왜냐하면 과거 실제로 일어났던 고위험 상황이 퇴원하거나 혹은 치료 후에 다시 다가올 상황일 수 있기 때문이다. 퇴원(치료)한 후의 고위험 상황을 예측하고 준비하면 재발 예방에 도움이 된다. 그러므로 본인의 고위험 상황들을 충분히 인지하고 그에 대한 대처 방법들을 회복 과정이나 치료 과정에서 잘 배우는 것이 중요하다.

check

■ 고위험 상황에 대한 대책

2. 각 고위험 상황에 대한 가장 효과적인 해결 방법 배우기
    - 고위험 상황을 관리하는 새로운 사고 습관
    - 감정 및 충동 관리
    - 행동에 대한 자기조절
    - 다른 사람들과 관계 맺는 방법
3. 회복활동에 대한 개인적인 시간표 만들기
4. 일일계획 세우고 실천하기

생각하는 습관 자체가 중독적인 생각이 아닌 건강한 생각들로 대체되어야 하고, 감정이나 충동을 관리할 수 있는 계획과 다른 사람들과의 관계에서 관계를 잘 맺는 방법들도 중요한 대책 중 하나이다. 얼핏 보면 사회적 기술을 배운다든가 의사소통기술을 습득하는 것은 단주와 직접적 연관이 없어 보이지만 실제로는 매우 긴밀하게 관련되어 있다. 그러므로 이러한 것들은 회복 프로그램 등에서 꼭 포함되어야 하는 부분이다. 또한 자신의 하루 생활계획표 또는 회복활동 계획표 등을 매일 작성하여 꾸준히 실천하는 것이 중요하다.

첫 1년 단주의 복병 "후기 금단증상"

check

■ **후기 금단증상이란?**

• 중독자들이 단주 후 경험하는 금단증상

– 급성 금단증상 : 하루~10일 정도, 2~4일 신체증상 최고조

– 후기/만성 금단(마른 주정, 생단주, 재발 경고신호) : 단주 후 3~6개월에 최고조, 6~16개월까지도 나타남.

– 후기 금단증상은 신체적, 심리적, 사회적 증후군이다.

후기라는 말처럼 나중에 일어나기 때문에 후기 금단증상이라고 한다. 알코올중독자들이 단주를 하 게 되면 여러 가지 금단증상을 경험하게 되는데, 그 중 신체적인 증상으로 손 떨림, 환촉, 환각, 땀 흘림 등이 있다.

이것을 급성 금단증상이라고 하는데 신체적으로 매우 불편한 상태를 지속시킨다. 일반적으로 알코올중독자들이 단주를 하게 되면 2일에서 4일 사이 금단증상이 최고조에 이르고, 이러한 증상들은 최대 10일까지 지속되는데 금단증상이 치료되고 나면 대부분 신체적으로 회복되었다고 여겨 이제 술을 끊는 기술만 배우면 된다고 생각한다. 이때 나타나는 것이 후기 금단증상이다. 이 후기 금단증상은 만성 금단증상, 마른 주정(술을 마시지 않았는데도

예전의 술 마셨을 때의 모습을 보이는 현상), 생단주(건강한 생활이 아닌 상태에서의 단주), 재발 경고신호라고도 하며, 단주 후 3~6개월 사이에 최고조에 달한다. 앞에서 설명한 3~6개월 사이의 높은 재발률의 이유가 이 후기금단증상 때문이다.

2명 중 1명, 절반 이상이 재발한다는 것인가?

후기 금단증상이 나타나면 심각한 상태로 간주하는데, 그 이유는 재발할 확률이 매우 높기 때문이다. 결국 '후기 금단증상을 잘 다스릴 때 재발을 효과적으로 막을 수 있다'고 생각하면 된다. 후기 금단증상이 심할 때는 6개월에서 16개월 이후까지도 나타나며 이것은 알코올중독자들이 매우 오랫동안 술이라는 환경에 노출되면서 신체적, 심리적, 사회적 후유증으로 인해 여러 가지 증후군들이 다양하고 복합적으로 나타나는 것이다. 예를 들면, 구체적이고 명확한 사고를 하기가 어려워지고 본인의 감정조절이 불가능해지면서 이러한 증상은 신체적 협응동작의 어려움으로 나타난다. 자주 넘어져 다치거나 기억력 감퇴로 명료한 사고가 잘 되지 않으며 집중력도 떨어진다. 또한 충분한 수면을 취하는 데 어려움을 겪기도 한다.

이러한 후기 금단증상에는 호전되는 유형과 점점 악화되는 유형, 그리고 변동 없이 그대로 유지되는 유형과 간헐적으로 나타났다가 없어지기를 반복하는 유형 등의 다양한 유형들이 있다.

가장 흔하게 나타나는 후기 금단증상의 유형은?

호전되는 유형이 가장 많이 나타난다. 그렇지만 호전되는 유형도 가만히 기다리면 좋아지는 것은 아니다. 후기 금단증상을 매일매일 점검하고 치료자나 후원자들과 그 부분에 대해 솔직하게 이야기한 다음 그들의 지지를 통해 도움받는 것이 필요하다. 또 여러 유형 중 악화되는 유형이 제일 위험한데 이런 경우에는 자신의 모습을 감추려 하지 않고 치료자나 후원자와 상의하며 회복 프로그램에 더 많은 신경을 써야 한다. 대부분의 알코올중독자들이 후기 금단증상에 대해 잘 모르는 상태에서 단주생활을 시작하여 감정조절이 되지 않거나 짜증이 나는 등의 상황에서 쉽게 좌절하고 만다. 하지만 이러한 증상들이 후기 금단증상 때문이라는 것을 깨닫는 순간 많이 좋아진다.

실제로 병원에 입원 중인 알코올중독자들에게 후기 금단증상에 대해 알려주었더니 그 당시에 겪었던 어려움들이 모두 해결되었다면서 시원한 느낌을 받았다는 사람이 많았다. 이처럼 후기 금단증상은 비정상적인 것이 아니라 자연스러운 과정이라는 인식이 중요하다.

모든 알코올중독자들이 후기 금단증상을 겪는가?

대부분 겪게 되기는 하나 다소 차이는 있다. 훨씬 더 심하게 겪는 경우도 있고 비교적 수월하게 지나가는 경우도 있다. 후기 금단증상에 대해서 대처를 할 수 있는 중독자라면 수월하게 넘어간다고 이해하면 되고, 이 부분을 몰랐던 중독자들은 더 격렬하게 금단증상을 겪으면서 재발이 일어난다고 보면 된다.

후기 금단증상에 대한 대책

check

■ **후기 금단증상에 대한 대책 1**

- 후기 금단증상은 알코올이 뇌에 오랜 기간 영향을 미친 결과라는 것을 인식한다.
- 이러한 금단증상들을 주시한다.
- 이러한 증상들이 중독이라는 병의 일부임을 이해한다. 뇌가 정상적으로 작동하지 않는다는 신호다.
- 이런 증상에 대해 사람들과 공개적으로 이야기하고 피드백을 받는다. 이전 경험자에게 성공적으로 관리한 경험을 듣는다.
- 이야기를 나눌 수 있는 사람, 모임과 가까워지기 위한 회복활동 시간을 가진다.

후기 금단증상에 대한 대책에는 어떤 것들이 있는지 구체적으로 살펴보자. 먼저 자신이 경험하고 있는 불편한 사항들이 비정상적인 것이 아니고, 술에 의해 뇌가 오랜 기간 영향을 받아 나타나는 자연스러운 결과라는 것을 아는 것이 필요하다. 이런 증상들을 무심코 넘기거나 별거 아니라고 여기지 말고 잘 살펴보아야 한다. 또한 이런 증상들이 중독이라는 병의 일부라는 것과 후유증이 남아서 지금 다시 불편한 상황이 일어나고 있다는 것을 깨닫는 것도 필요하다. 그 이후에는 좀 더 구체적으로 후기 금단증상에 대해 다른 사람들과 이야기를 나누어야 하며, 주위 사람들이 해주는 이야기들을 교훈삼아 도움을 받는 것도 중요하다.

check

■ **후기 금단증상에 대한 대책 2**

- 식습관의 중요성을 인식한다. 하루 세 번의 균형 잡힌 식사가 후기 금단증상을 감소시킬 수 있다.
- 카페인, 니코틴의 과도한 사용을 피한다. 과도한 카페인(하루 5잔 이상)과 니코틴 사용이 증상을 악화시킬 수 있다.
- 매일 충분한 수면, 이완, 명상을 규칙적으로 실행한다.
- 규칙적인 유산소운동(1주에 적어도 3~4회 30분)
- 이런 증상과 해결방법에 대해 규칙적으로 후원자, 치료자와 대화한다.
- 스트레스 관리 기술을 배운다.

특히 이전 경험자들의 이야기를 듣는 것이 매우 중요하므로 서로 이야기를 나눌 수 있는 모임의 사람들과 가까워지기 위해 시간을 충분히 할애하는 것이 필요하다.

다음은 식습관에 관한 내용이다. 알코올중독자들에게는 하루 세 끼 균형 잡힌 식습관이 매우 중요하다. 알코올중독자들 중에는 하루에 한 끼나 두 끼만 먹는 사람들이 많은데 특히 술을 많이 마실 때에는 식사도 하지 않고 술만 마시는 경우가 대부분이다. 그런 생활의 패턴을 규칙적인 식사나 영양이 충분한 식습관으로 완전히 바꾸어야 한다.

규칙적인 식사, 수면, 운동 등 기본에 충실한 생활이 매우 중요하다. 특히 카페인이나 니코틴을 과도하게 섭취할수록 후기 금단증상이 악화되기 때문에 가능하면 회복 과정 중 카페인과 니코틴의 섭취는 줄여야 한다. 술과 담배를 함께 끊는다는 것은 매우 힘든 일이지만 니코틴이나 카페인은 금단증상을 더욱 악화시키기 때문에 적당량으로 줄이는 것이 좋다.

**회복은 중독을 지속적으로 인정하는 과정이며,
어떤 형태로 중독성 인격이 나타나든 지속적으로
감시하는 과정이다.**

check

■ **재발의 위험성 점검**

1. 자주 배고프고, 화나고, 외롭고, 지치는가?
2. 음주하고 다닐 때 하곤 했던 일을 해보거나 음주 장소에 가서 자신의 의지나 결심을 시험해본 적이 있는가?
3. 최근에 큰 갈등이나 스트레스를 경험하고 있는가?
4. 음주하지 않고 문제에 대처할 수 있다는 자신감이 없어지는가?
5. 최근 음주 충동을 경험하고도 다른 사람에게 말하지 않았는가?
6. 음주를 하고 살면 얼마나 좋을까 하는 생각이 드는가?
7. 단주에 도움이 되는 사람을 스스로 멀리하고 있지는 않은가?
8. 취하지 않을 정도만 조금 마시는 거야 어때 하고 혼자 생각하는가?
9. 최근에 음주 실수를 했고, 잘못되었다고 느끼지만 치료자에게 말하지 않은 적이 있는가?

위의 자료는 알코올중독자 스스로가 재발에 대한 위험성을 점검하기 위한 중요한 사항들이다.

요즘 들어 자주 배가 고프고 화가 나고 외롭고 지친다면 재발의 위험성이 있는 것으로 생각하고 대책을 세워야 한다. 그 밖에도 예전에 술을 마시던 장소를 찾아가 스스로의 단주 의지나 여러 결심사항들을 자꾸 실험해 보려고 하거나 조절음주로 자신을 테스트해 보려고 하는 것도 위험한 상황이라고 이해하면 된다.

현재 스트레스를 많이 겪고 있는가? 자신의 문제를 술을 마시지 않고 해결할 수 있는 자신감이 있는가? 최근에 음주 충동을 경험하고 있는가? 음주 충동을 느꼈을 때 치료자나 후원자에게 그런 것을 숨기려고 했는가? 혹은 솔직하게 이야기했는가?에 대해 체크해 보고 지금 술을 마시면 얼마나 좋을까라는 생각을 다시 한다거나 그리고 단주에 도움이 되는 사람들을 멀리하거나 모임을 자꾸 피하려고 하고 나의 협심자나 후원자를 멀리하고 있지는 않은지, 또 "취하지 않고 조금만 마시는 거야 어때."라는 생각들이 조금씩 고개를 들고 있지는 않은지, 마지막으로 최근에 1잔 정도 음주를 했는데 그것을 마치 없었던 일처럼 지금 숨기고 있지는 않은지 등을 점검하는 것이 중요하다.

한 번만 마시고 그 후 마시지 않았더라도 말하지 않으면 위험한가?

재발은 술을 마신 시점이 아니라 과정으로 보기 때문에 숨긴다는 것만으로도 재발되었다고 볼 수 있다. 즉, 한 잔의 술을 마셨고 현재 그것이 계속 이어지지 않았음에도 술을 마셨던 사실을 숨긴다면 그 자체가 이미 재발 과정에 푹 빠져 있다는 것을 의미한다.

check

■ **재발 방지를 위한 제언**

- 자신의 생각, 감정, 행동을 스스로 통제할 수 있는 안정적인 상태를 만들자 : 치료자의 도움
- 재발의 원인을 평가
- 재발 과정, 고위험 상황, 후기 금단증상(재발경고 신호)에 대한 교육, 이에 대한 예방 및 해결방안에 대한 학습
- 자신만의 재발경고신호 목록을 작성하고, 매일 이를 점검하고, 이에 새롭게 대응하는 방법을 계획하고 실천
- 중요한 타인 개입시키기
- 회복 프로그램이 적절한지, 최선을 다하고 있는지 등 점검

그럼 재발 방지를 위한 권고사항을 정리해 보자.

먼저 1차적으로 심리적 안정 상태를 유지하여야 한다. 계속 누군가를 미워한다거나 너무 지쳐 있다거나 우울한 상태는 재발 예방을 위해 바꿔야 할 부분 중 하나이다. 그리고 내 마음이 평온한 상태가 아니라면 치료자의 전문적인 도움을 받는 것이 좋다. 그리고 두 번째는 재발의 원인을 잘 인식하고 있어야 한다. 예를 들어 내가 수없이 재발했던 원인은 무엇인가? 그게 우울증이었는지 아니면 직장 스트레스였는지 등을 파악해야 한다. 만약 원인이 직장 스트레스였다면 자신의 스트레스 관리에 대해 충분한 계획과 훈련이 필요하다. 또한 중요한 타인을 개입시키는 것도 좋은 예방법이다. 혼자서는 잘하지 못할 때 누군가와 함께 한다면 좀 더 잘할

수 있기 때문이다.

중요한 타인이란 누구인가?

단주 선배, 가족, 치료하는 사람들 모두가 해당될 수 있다. 이들의 도움을 받는 것은 부끄러운 일이 아닌 당연한 일이고 바람직한 방향임을 깨달아야 한다. 마지막으로 자신이 하고 있는 회복 프로그램을 점검해야 한다. 스트레스의 관리에 대해 배우고 있는지, AA(Alcoholics Anonymous, 익명의 알코올중독자들의 모임)에 참석하고 있지만 이것으로 충분한 것인지, 혹시 우울증에 대해서는 전문적인 치료도 병행되어야 하는 것은 아닌지 등을 점검하고, 본인이 회복 프로그램에 100% 매진하고 있는지도 세세하게 살펴야 한다. 이렇듯 정말 열심히 하는 것이 중요하다.

재발은 회복하는 사이클 속에서 자연스럽게 일어나는 과정이고, 재발을 통해서 무엇인가를 배웠다면 그것이 바로 성장을 의미한다. 재발하였다 하더라도 실망하지 않고 과정 안에서 포기하지 않는다면 회복은 꼭 일어난다.

제 9 장

전략적 회복방법

회복을 위하여 우리가 할 수 있는 일이 무엇입니까?

―――― 전, 연세대학교 정신건강의학과 **신정호** 교수

알코올중독에서 회복되기 위해 가장 중요한 기본은 알코올중독을 질환, 즉 병이라고 자각하는 것이다.

알코올중독은 질환이다.

질병(Disease)	질환(Illness)
인체 생물적 병태생리 현상	인간 생물정신사회적 병리

▲ 질환과 질병

병이란 신체적 · 행동적 질환이나 질병을 말하는데, 알코올중독과 같은 병은 신체적인 문제뿐만 아니라 인간행동에 관련된 문제이기 때문에 질환이라고 하는 것이 옳다. 따라서 단지 생물학적, 병태생리적 현상을 교정하고 문제를 관리하는 것만으로는 너무나 부족하다. 당연히 인간의 생물학적, 정신적, 사회적인 것, 즉 모든 측면을 망라해서 변화시키려는 노력이 필요한 병이라 할 수 있다.

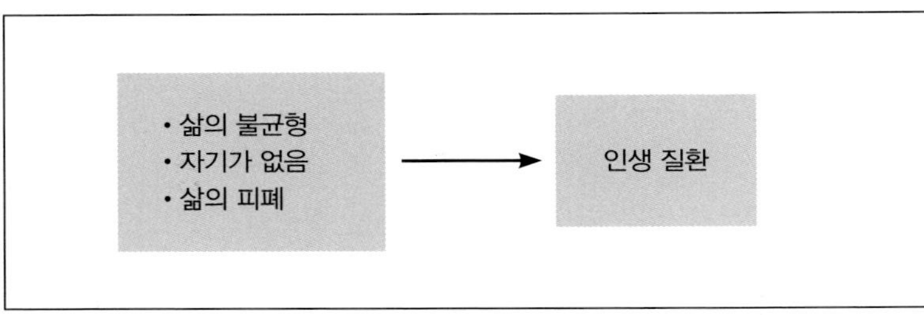

▲ 알코올중독 질환

질환이라고 할 때에는 전체적으로 봤을 때 그 사람의 삶의 모든 면에서 균형이 깨진 것이다. 즉 중독의 대상인 술, 마약, 게임 등에만 관심을 두거나 또는 집착하면서 자신의 마음, 감정 등에는 소홀해져, 결국 '자기가 없는 것', 즉 자신을 잃어버리는 것이다. 또한 중독 대상에 대한 집착은 자신뿐만 아니라 주변의 가족, 지인, 자신의 사회적 위치 등 모든 것들을 잃게 만들어 중독자의 삶을 전반적으로 피폐하게 만들기 때문에 알코올중독을 '인생 질환'이라고도 한다.

알코올중독은 신체적, 심리정신적, 사회적 문제 등 많은 문제를 일으킨다. 어느 하나 중요하지 않은 부분이 없지만 그 중 가장 핵심적인 문제는 뇌에 영향을 주는 것이다.

check

■ **알코올중독은 뇌 질환이다.**

- 뇌
  - 감각과 운동을 조절한다.
- 감각 질환
  - 지각, 인식, 관점, 자각, 감성의 장애

술을 마셨을 때 가장 큰 문제는 간이 아니라 뇌다.

신체적 질병 측면에서는 간이 우선 급선무이겠지만 질환의 측면에서 보면 가장 큰 문제는 뇌다. 인간에게는 간보다는 뇌가 훨씬 더 중요하다. 대부분의 사람들은 뇌가 문제라고 했을 때, 먼저 수족이 마비되거나 하반신 불구, 반신불수 등 운동능력만을 가지고 뇌기능을 이야기하는 경우가 많다. 일하고 운동하는 능력은 뇌의 감각기능이 수반되어야 가능한 것인데 대부분의 사람들은 감각능력을 운동능력의 부수적인 부분이라 생각하여 공부, 업무, 운동 등 물리적인 힘을 가하고 무언가를 생산하고 유지하는 부분이 뇌의 가장 중요한 능력이라고 생각한다. 하지만 더 중요한 것은 감각능력이다. 감각능력은 보고 듣고 냄새를 맡는 기능 등을 통해 상황 및 상태 등을 파악하고, 이렇게 파악한 정보를 뇌가 지각하여 상황에 맞게 판단하고 결정하여 선택하며 대응한다. 알코올중독은 뇌에 영향을 미쳐 감각능력을 훼손시키기 때문에 그 기능이 왜곡 및 상실되어 모든 문제가 발생하기 시작한다.

우리가 외부의 세계들을 보고 듣고 느끼고 이를 바탕으로 판단하는 첫 단계부터 문제가 발생한다.

어떤 사안을 판단하거나 감정적으로 무언가를 누리는 데 가장 기본이 되는 것은 감각이다. 예를 들어 영화를 보고 슬프거나 기쁘다고 느끼는 감정들은 모두 감각기관이 동원되어 누리는 감정적 풍요인 것이다. 그렇지만 안타깝게도 알코올중독자는 이러한 감각을 통한 쾌감을 잘 누리지 못한다. 삶에서 중요한 것들을 누리지 못하고 상황에 맞는 판단을 정확하게 내리지 못하는 경우가 많다.

check

■ **뇌 손상이 일어났을 때 나타나는 현상**

- 사고 기능 훼손
- 주로 과거 경험으로 대처
- 충동적 즉흥적 기분파
- 실수와 실패
- 완고한 고정 관념

알코올중독자의 MRI 검사 결과를 살펴보면, 뇌 부분에 손상이 발견된다. 그 결과 사고 기능이 훼손되어 새로운 정보를 잘 받아들이지 못한다. 따라서 유년기 시절과 과음을 하기 전에 보고 배운 경험만을 가지고 삶을 살아가는 경우가 많다.

나이가 들고 세월이 흘러가면서 삶의 방식이 훨씬 복잡해졌음에도 불구하고 유년기에 살아온 방식 그대로 충동적이고 즉흥적으로 대처하다보니 수없이 많은 실수와 실패를 경험하게 된다. 그러나 알코올중독자들 대부분은 그러한 삶의 방식이 유일하고 옳은 것으로 알고 완고하게 고집하는 모습을 보인다.

심리적 질환인 알코올중독

알코올중독은 여러 가지 심리적 문제를 보이는 심리적 · 정신적 질환이다. 그 중 가장 보편적인 특징으로 의존성을 들 수 있다. '내(자신)'가 허약하거나 없기 때문에 무언가 힘이라고 생각하는 것에 매달리게 된다. 기존의 지식, 의지력 등을 지나치게 강조하고 거기에 매달리는 것을 예로 들 수 있다.

알코올은 허위적으로 권력감을 느끼게 하므로 쉽게 의지하게 된다. 술을 비롯하여 권력, 권위, 지위, 타인의 평판, 다수의 집단, 연고, 돈, 일, 이런 모든 것에 의지하는데, 단주를 하고 나서 이런 것들에 대해 더 집착하는 경우가 많은 것도 이 때문이다. 알코올중독에서 벗어나려 단주를 시작하는 경우 이러한 의존성의 문제로 인해 오히려 다른 중독적 대상에 집착하는 문제가 발생한다. 알코올중독의 회복이란 술로부터 자유로워지는 것만이 아니라, 모든 중독적 대상으로부터 자유로워져야 한다.

술을 끊은 후 다른 무언가에 의존하는 문제가 발생한다면 단지 술만 끊었다고 해서 알코올중독에서 완전히 회복되었다고 볼 수 없다. 늘 타인 또는 어떤 대상에 매여 살고, 무언가에 지나치게 몰두하는 것은 아직 회복이 불충분하다는 뜻이며 진정한 회복을 방해하는 요인이다.

check

■ **알코올중독은 심리적 질환이다.**

- 의존성
  - 지식, 고정관념
  - 의지력
  - 권력과 권위, 지위
  - 타인의 평판, 집단과 연고 중시
  - 돈과 일
  - 알코올

열심히 일하는 것이 오히려 회복의 방해 요인이 된다는 것인가?

과거의 의존적인 성향으로 술 대신 일에 매달리는 경우가 많다. 환자들 중에는 단주를 시작하면서 '담배가 늘었다.'거나 '인터넷이나 핸드폰 게임을 더 많이 하게 되었다.' 혹은 '마라톤 운동에 집착하게 되었다.'고 하는 경우를 흔히 볼 수 있다. 이는 스위치(Switch)중독, 즉 알코올을 끊었더니 다른 대상에 대체중독이 된 것이다. 이러한 현상은 중독의 대상이 알코올이 아닌 다른 무언가로 대체된 것이므로 같은 중독으로 이해해야 한다. 따라서 술은 끊었지만 이런 스위치중독의 상태를 보인다면 아직 충분히 회복하지 못한 것이므로 완전한 회복을 위해서는 알코올뿐만 아니라 삶에서의 의존성 전체를 보려는 노력이 필요하다.

사회적 질환인 알코올중독

알코올은 사회적 질환이라고도 할 수 있다. 알코올이 사회적 문제와 얼마나 많은 관련성을 갖고 있는가는 뉴스를 비롯한 여러 가지 통계 결과를 통해서도 쉽게 알 수 있다.

이러한 사회적 문제 중 가장 중요한 것은 사회의 기본 단위인 '가정'이다. 가정에서 알코올과 관련된 아동학대, 가정폭력 등이 빈번히 발생하여 역기능적 가족 기능을 하게 되는데 그래서 알코올중독을 '가족병'이라고 한다. 그리고 그 음주 문제를 갖고 있는 가족구성원 때문에 가족 모두가 병들기도 한다. '가족병'을 앓고 있는 가족구성원들 스스로가 지금의 환경을 어떻게 인식하고 받아들이느냐에 따라, 재빨리 그곳을 벗어나 제 살길을 찾아가기도 하지만 그렇지 않고 집안에서 문제를 해결하겠다고 가족들에게 집착하며 지내다가 똑같은 증상을 보이는 경우가 있다. 그리고 음주 문제자 본인 역시 '가족병'이 있었던 가정에서 태어나 성장한 경우가 많다는 연구결과도 밝혀졌다.

사건 사고	비율(%)
모든 사망 교통사고	50
모든 살인 사건	49~69
모든 폭력 사고	62
모든 강간 사고	52
모든 익사 사고	69
모든 화재 사망	83
모든 자살 사고	20~35
모든 소아학대	38
모든 가정폭력	90

▲ 알코올중독과 관련된 사건 사고 통계 결과

또한 대표적인 사회적인 질환으로 꼽을 수 있는 '일중독'이 있다. '일'이라는 것은 스스로 살아가기 위해 선택한 것이므로 개인적인 사안으로 인식되지만 더 넓게 보면 사회적 역할이다. 왜냐하면 우리가 일을 하면서 돈을 벌면 사회를 위해 반드시 세금을 납부하고, 또 사회에서는 국민들에게 무료로 공교육을 제공해 일할 수 있게 한다. 다시 말해 일하면서 내는 세금으로 국가에 기여하게 만들기 때문에 일은 사회적 의미를 가진다. 즉, 일중독은 개인적인 문제이자 동시에 사회적 질환이다.

check

- **알코올중독은 사회적 질환이다.**
  - 일중독
  - 알코올중독의 이면
    - 흔하지만 잘 모르는 중독
    - 주위 챙기기
    - 오지랖
    - 해결사

일과 술은 어떤 관련이 있는가?

일례로 술을 마실 때는 알코올중독이었는데 술을 끊고 나면 일중독이 되었다가 일에 지쳐서 다시 술을 한 잔 마시기 시작하면 이내 다시 알코올중독이 되는 패턴, 즉 시간의 흐름에 따른 연속

선상에서 일중독과 알코올중독이 반복되는 사람들도 있다.

평소 술을 많이 마시지만 일도 잘하는 사람들이 있다. 이들을 '기능적 알코올중독자'라고 한다. 깔끔한 모습으로 사회적으로 인정받으면서도 '과음'을 한다. 그들이 술을 많이 마시면서도 일을 잘 해나가는 동안은 그 누구도 그를 알코올중독자라고 생각하지 않는다. 그렇지만 사실 그들은 일이라는 부분을 제외한 인생의 다른 측면, 즉 가정이나 사회에 많은 폐해를 끼치고 있는 경우가 흔하다.

알코올중독의 회복을 위해서는 단주가 기본이 되어야 한다. 그런데 이를 오랫동안 단주만 하면 되는 것으로 이해하고 어떻게든 단주만 하려고 무리를 하는 사람들이 있다. 이를 '생단주'라고도 하고 어떤 이들은 '전투적 단주'라고 표현하기도 한다.

전투적 단주는 어떤 면에서 전투적이라고 하는가?

환자들이 표현하는 전투적 단주의 의미는 술과 싸워서 이기고 말겠다며 싸움꾼처럼 단주한다는 것이다. 이런 식으로 전투적 단주를 하는 사람들은 처음에는 점잖게 술을 거절하다가 나중에는 싸움까지 벌어지는 상황이 일어나곤 한다.

전투적 단주는 전략적 단주의 개념과 대조적 의미로 사용하기도 한다.

전략적 단주는 해야 하는 것이고 전투적 단주는 하지 말아야 하는 것인가?

비교적 초기에는 어쩔 수 없이 전투적 단주를 하게 되지만, 꾸준히 도움을 받고 치료에 참여하며 단주 선배들의 조언을 듣다보면 '이것만은 아니구나'라는 것을 깨닫게 된다. 그런 다음 시야가 더 넓어지면서 '전술적 단주'를 하고, 거기서 더 멀리 보게 되고 의식이 확대되면 '전략적인 단주'를 하게 되는 것이다.

본인 스스로 지금 전투적 단주 혹은 생단주를 하고 있는지, 아니면 제대로 된 단주를 하고 있는지 확인하는 방법이 있는가?

그것은 혼자서는 알아차리기 어렵다. 그래서 주변의 도움을 받으면서 타인의 이야기를 듣도록 추천한다. 그 중 가장 효과적인 것은 집단에 참여하는 것이다. 단주모임에 참여하면 단주한 지 오래된 사람부터 최근 단주를 시작한 사람까지, 단주의 과정이 일목요연하게 눈에 들어온다. 선배들의 조언과 지적, 피드백을 통해 알게 되기도 하지만 꾸준히 참여하고 시간을 투자하다보면 자연스럽게 느낄 수 있다. 모임이 진행되는 동안 본인은 아무 발언도 하지 못하고 끝날 때까지 가만히 있는 경우가 많지만 중요한 것은 그 자리에 참석하고, 경청이 아니더라도 듣고 있다는 사실이다. 때론 듣고 있는 것만으로도 거북하고, 화도 나고, 다음 모임에 불참할 때도 있지만 단주에 대한 동기가 생기고 자세가 갖추어지면 꾸준히 참석하게 된다. 그렇게 참여하다보면 어느덧 이해가 되고 그 속에 스며들게 되면서 스스로가 어느 단계에서 어떻게 하고 있는지를 자각하게 된다.

이렇듯 회복이란 단주라는 방법을 통해 변화하고 성장하는 것을 의미한다. 환자들은 처음에는 변화니 성장이니 하는 말만으로도 거부감을 나타내고 듣기 싫어하지만 꾸준히 참여하다보면 스스로를 인정하게 된다.

술만 끊으면 되는 것이 아니라 인격이 성숙하고 성장해야 하는가?

초기 단계에서 알코올중독자들에게 단주와 인격의 성숙, 성장 부분을 동시에 이야기하는 것은 거부감을 일으킬 수 있으므로 바람직하지 않다. 초기에는 우선 단주를 잘할 수 있도록 돕는 것이 가장 중요하다. 그러면서 모임이나 치료자와 연결의 끈을 놓지 않는다면 세월이 지나 뇌의 손상이 조금씩 회복되면서 더 잘 보게 되고, 더 잘 듣게 되고, 더 잘 이해하는 과정을 통해 순조롭게 회복의 길로 들어서게 된다.

회복 초기에 필요한 것!

회복 초기에는 꾸준히 진료를 받으려는 태도가 필요하다. 하지만 많은 환자들이 스스로 연결을 끊는다.

check

■ **단주 3단계**

- 초기 단주 : 1~2개월
- 유지 단주 : 1~5년
- 안정 단주 : 5년 이상

단주는 회복을 위해 반드시 필요하다. 그러나 온전한 회복을 위해서는 단주만으로는 충분하지 않고 그 이후 무엇인가의 투입이 더 필요하다. 한 단체에서는 초기 단주를 일 년 이내까지, 유지기를 5년까지, 5년이 넘어가면 안정적 단주라고 정의하였다.

회복을 위해서는 첫 단계인 초기 단주 시기가 가장 중요한데, 이때 치료자도 환자들에게 회복에 대한 명확한 개념을 잘 이해시켜야 한다. 그렇지 않고 단주에 대해서만 강요하면 환자가 힘들어하면서 따라오지 못하는 경우가 발생한다.

회복 초기 단계에서 현실적으로 무엇을 생각하는 것이 좋은가?

초기 단계는 단주와 꾸준히 진료를 받는 태도가 중요하다. 치료를 임의로 중단하는 경우가 많은데 오히려 그때 치료를 잘 받아야 알코올중독이라는 병을 깊이 이해할 수 있다. 따라서 치료자나 단주의 선배, 동료들을 믿고 꾸준히 인연을 맺으면서 회복해야 한다. 다시 말해, 초기 단계의 알코올중독자들은 일단 술을 마시지 않으면서 장기적인 관점에서 치료를 계속 받는 등의 준비가 필요하다. 하지만 술을 끊는다는 것은 결코 쉬운 일이 아니며 환자들 역시 단주하는 것만으로도 벅차서 치료 초기에 포기하는 경우가 매우 많다. 이를 위해 전략적인 접근이 필요하다.

술을 끊는 것만으로도 너무나 벅찬 환자에게 회복의 마지막 단계를 강조하다보면 본인은 남보다 더 못하는 것 같고, 따라 하기도 너무 어렵다고 생각하기 때문에 아예 포기하는 경우도 있어 이 시기에 환자들은 많은 도움을 필요로 한다.

특히 회복의 초기 이전 단계에서는 가족의 도움이 가장 중요하다. 그러나 대부분의 가족들이 '가족병'의 뜻을 환자에만 국한하여 생각하고 가족 치료의 중요성을 인식하지 못한다.

또한 많은 가족들이 환자가 술을 끊게 하기 위해 모든 문제를 해결해 주려는 해결사 역할을 도맡기도 한다. 문제가 발생하면 어떤 가족은 환자를 대신하여 생계를 책임지겠다고 직업전선에 나서고, 그러다가 일중독이 되면서 가족병이란 문제 자체에 대한 인식이 없어진다. 이러한 현상은 보호자가 중독자의 희생자이기도 하지만 동시에 보호자 자신이 또 다른 중독자가 된다는 의미이기도 하다.

그러나 보호자가 일중독인 경우는 술을 마시지 않기 때문에 뇌손상이 덜하고 상황을 더 쉽게 이해할 수 있어 전략적으로 보호자를 먼저 회복시키는 것이 중요하다. 가족 치료에 보호자가 참여하기만 하면 이해의 수준이 더 깊어져 환자에게 훨씬 더 효과적인 도움을 줄 수 있다. 그러므로 환자의 회복을 위해 초기 이전 단계에서 가족 치료가 전략적으로 이루어져야 한다.

유지기나 안정기에 있는 사람의 전략은 다른가?

치료자나 단주 동료 또는 선배들과의 확실한 관계가 잘 만들어지면 그 다음은 비교적 수월하므로 이 수준까지 가는 과정이 중요하다.

앞서 설명한 바와 같이 회복을 위해서는 단주만이 아닌 무언가가 더 필요하다. 일부에서는 그 무엇인가를 개인의 안녕상태, 즉 신체적, 정신적 건강과 '자기 삶에 있어 좀 더 주도적이어야 한다', '가지고 있는 능력을 더 발휘하려고 노력한다', '가정과 사회에서 제 역할을 해야 한다'와 더 나아가 '시민의식, 공동체와 사회에 갚는 것'이라는 마음가짐이라고 정의하여 소개하기도 했다.

다음은 베티포드센터라는 알코올중독 전문병원의 한 사례이다.

베티포드센터는 미국 34대 포드 대통령 부인의 이름인 베티포드를 따서 지어진 이름으로 그녀의 남편이 대통령일 당시 대사로 일했던 친구 파이어스톤 등이 기부하여 설립한 유명한 알코올전문병원이다. 엘리자베스 테일러라든가 린제이 로한 같은 사람들도 알코올중독으로 이곳에 입원했었다. 대통령 부인이었던 베티 포드 또한 알코올중독이었다. 그녀는 샌디에이고에 있는 미해군기지병원에 입원하여 치료받고 회복하면서 이를 개인적인 치부나 비밀로 하지 않고 미국의 공익을 위해 본인이 알코올중독임을 세상에 알렸다. 이는 유방암을 앓았을 때도 그 사실을 공개한 것과 마찬가지였다. 그 당시 대통령 부인의 병은 국가기밀사항이었지만 베티 포드의 행동은 유방암 조기검진에 대한 미국 시민들의 의식을 일깨웠다. 베티 포드는 알코올중독 치료 병원을 만들어 공익적인 활동을 하면서 시민의식과 시민성에 대해 집중적으로 이야기하였다.

회복은 삶에서의 균형감을 회복하는 것, 자기를 다시 찾는 것, 아울러 온전한 삶을 사는 것이라고 할 수 있다. 다시 말해 회복은 의존적이던 사람이 자율적인 존재로, 늘 불안에 싸여 지내던 사람이 확신과 용기를 가지게 되고 미숙했던 사람이 더 성숙해지고, 인생의 목표를 상실했던 사람이 삶의 의미를 찾게 되는 등 이런 식으로 자기를 회복시키면서 온전한 삶을 살게 되는 것이다.

check

- **생각과 휴식!**

  알코올중독의 회복에서 가장 중요한 것은 생각과 휴식이다.

회복을 위한 전략이란 무엇인가?

check

- **회복을 위한 전략**
  - 뇌 회복 동안 믿고 맡기기
    - 가족
    - 치료자
  - 휴식
  - 생각 연습과 검토 : 글쓰기
  - 생각 표현과 교환 : 면담, 집단치료
  - 가족 치료

전략적 회복을 맥아더 장군의 예를 들어 설명해 보면, 맥아더 장군은 전쟁에서 승리하기 위해 '전투'를 계획하지는 않았다. '전투'는 눈앞에 생긴 문제를 해결하는 것에만 급급한 것이다. '전략'은 두뇌가 좀 쉬면서 여유를 가져야 생기는데 낙동강에서 사람이 죽고 포탄이 날아다니는 상황에서 '전략'은 세워지지 않는다.

한국전쟁에서 이기기 위해서 맥아더 장군이 한 일은 전투지역에서 벗어나 여유를 갖고 생각하는 것이 아니었을까.

우리가 인생을 잘 살아가기 위해서는 전략이 필요한데, 우리는 매일 매일 눈앞에 벌어지는 일을 처리하고, 매달 월급을 타면 잘 사는 것으로 알고 있다. 하지만 진정한 의미의 '잘 사는 인생'을 위해서는 전략이 필요하다.

향후 몇십 년 뒤를 보는 전략이 있어야 하는데 일중독에 너무 깊게 빠져 있으면 그런 것을 고려할 이유도, 기회도 만나 보지 못하는 경우가 많다. 이와 마찬가지로 알코올중독 회복에서도 가장 중요한 것은 '휴식과 생각'이다. 여기서 휴식이라 함은 수동적으로 가만히 있는 것이 아니라 뇌를 쉬게 하는 것을 말한다. 우리가 흔히 '멍 때린다'고 말하는 '멍'은 아무 생각지 않고 있다는 의미보다는 기존 논리의 틀에서 벗어나 뇌가 훨씬 더 창의적인 생각을 많이 할 수 있도록 쉬게 해주는 여력을 갖는다는 뜻으로 해석할 수 있다.

다시 말해 전투적 단주는 당장 눈앞에 있는 문제가 모든 것이라고 여기고 이를 해결하기 위해 급급한 것이라면, 우리가 정말 지향해야 되는 것은 전략적으로 멀리 보고 쉬면서 삶에서 지혜롭게 선택해야 한다는 것이다.

그런데 알코올 문제를 가진 사람들은 늘 조바심이 많고 조급하고 불안해서 가만히 있지 못하는 경우가 대부분이다. 멀리 보면서 쉬는 것도 연습과 훈련이 필요하다. 처음 초기 단계의 환자에게는 알코올 치료 후 1년(12개월) 동안 가능한 한 아무 일도 하지 말라고 권유한다. 가족들은 왜 그렇게 해야 하는지를 이해하고 도와주어야 한다. 그러나 대부분의 가족들은 이를 이해하지 못하고, 환자 또한 불과 얼마 동안 술을 끊으면 바로 일을 해야만 한다고 생각한다.

쉬는 동안 무엇을 해야 하고 준비해야 하는가?

많은 사람들이 반드시 무슨 일을 해야 한다고 생각한다. 하지만 그냥 가만히 있으면 된다. 무엇을 하며 살까, 무엇을 먹고 살까 하는 생각이 아니라 가만히 있는 동안에 오히려 자신의 삶에 대해 본질적인 것들을 생각하게 되고 훨씬 더 실존적인 자각을 하게 된다.

우리는 알코올중독자의 뇌가 망가졌다고 생각하고 그의 뇌가 충분히 회복될 때까지 환자가 누구에게 돈을 빌려준다거나, 옳다고 생각해서 결정적인 사안을 결단하는 행동을 보류할 수 있도록 지원해야 한다. 그러기 위해서 알코올중독의 문제는 어디까지나 뇌의 문제라는 것을 인식하도록 일깨워야 한다.

알코올중독자들은 중요한 결정은 당분간 믿고 의지할 만한 사람에게 맡기는 자세가 중요하다. 예를 들어, 술을 끊고 몇 년 동안은 지금 일을 시작할까 말까를 혼자 결정하지 말고 선배들이나 가족들에게 맡기고 기다려 볼 필요가 있다는 것이다.

환자의 뇌가 회복되는 동안 믿고 맡길 수 있는 사람은 가족, 치료자와 단주선배이다. 그러므로 가족을 포함한 치료자들과 단주 회복의 동료들도 환자를 잘 알아야 적절하게 대응할 수 있다. 가족들이 치료에 지속적으로 참여하다보면 대략 2년 정도 지나야 "아, 알코올중독이 이런 거였구나!"라고 깨닫게 되고 이때부터 환자에게 반응하는 것이 모든 면에서 비교적 원만해진다.

가족들의 경우 특히 배우자, 즉 남편(아내)이 어떤 행동을 할 때 과거에는 이유를 몰라 화만 냈는데 알코올질환을 병으로 이해하게 되면, 화내기보다는 어떻게 반응하는 것이 적절한 것인지에 대해 비교적 바른 판단을 하게 된다. 환자가 거부하는 초기 단계에 가족들에 대한 지속적인 치료가 이뤄진다면 시간이 흘러서도 환자를 치료하는 데 훨씬 효과적이다.

알코올중독 치료 중 가장 중요한 것은 가족 치료와 집단 치료

알코올중독이 뇌의 병이라고 해서 회복을 위한 어떠한 약이 필요한 것은 아니다. 소위 '휴식'과 '멍 때리기' 같은 방법으로 뇌를 쉬게 하는 심리사회적인 방법이 사용되어야 한다.

이때는 뇌를 쉬게 해주면서 적당한 운동으로 걷기를 시작하는 것이 좋다. 종종 마라톤 같은 극한 스포츠에 중독되는 환자가 있는데 심한 달리기는 다리에 무리를 줄 수 있고 실제로 양쪽 무릎을 다 수술한 사람도 본 적이 있다. 이는 운동량을 적절하게 조절하지 못한 운동중독의 결과라고 볼 수 있다. 이렇듯 적당한 휴식은 매우 중요하다. 다시 말해 막연하게 피동적으로 쉬는 것이 아니라 적극적으로 그냥 쉬는 것, 일하지 않고 쉬는 것, 좀 가만히 있는 것, 게으르다고 할 정도로 쉬어주는 것이 중요하다.

임어당의 수필 중에 게으름에 대한 미덕이 있다. 알코올중독자들은 부지런함에 대해 고정관념처럼 매어 있어 게으름(휴식)에 대해 생각하지 못한다. 알코올중독 회복에 게으름은 굉장히 중요한 덕목일 수 있다. 아무것도 하지 않아도 자동적으로 무언가 자꾸 생각을 한다. 처음에는 이해가 되지 않아 눈앞에 닥친 일만 조금씩 처리한다고 하지만 어느덧 옛날처럼 끊임없이 궁리를 하곤 한다. 그러나 단주를 계속하면서 모임에 참여하며 시간이 흘러가면 생각이 깊어지고 넓어지게 되면서 조금씩 본질에 더 가까운 생각을 하게 된다.

생각이 저절로 나는 게 아니고 생각하는 연습을 해야 한다는 것인가?

알코올중독자들이 치료에 참여하다보면 생각대로 행동하지 않는 자신의 모습을 보게 되고, 이것이 옳은지 아닌지 생각하면서 연습을 하게 된다. 이때는 여러 차례 리허설을 해보면서 검토하게 되는데 이럴 때에 생각을 글로 써보는 것도 효과적인 방법이다.

일기를 쓰는 것도 좋고 단주와 관련된 자기의 생각을 적어보는 것도 매우 좋다. 이렇게 자꾸 글쓰기를 하다 보면 머릿속에 모호했던 생각들이 더 명료해지고 기록한 부분을 검토하면서 자동으로 되먹임이 된다.

무엇에 대해 글을 쓰는 것이 좋은가?

무엇이든 글쓰기의 주제가 될 수 있다. 그런데 본인 혼자만 글쓰기를 하고 거기에 아무런 반응이 없으면 신이 나지 않아 오래 하지 못하기 때문에 홈페이지나 블로그 같은 매체를 활용하는 방법이 효과적이다. 본인이 작성한 글에 다른 사람이 댓글을 적는 상호 반응을 경험하면서 여기에 재미를 느끼게 되면 지속적으로 글을 쓰게 된다. 또한 이때는 남에게 말로 표현하지 못하는 것들을 글쓰기를 통해 표현할 수도 있다.

알코올중독자들의 경우 처음 말로 표현하려고 할 때 남들의 반응이 두려워 결단을 내리듯이 폐쇄적으로 단호하게 말하지만, 나중에 연습이 되면 자신의 이야기에 대해 상대의 피드백이 나올 수 있도록 여유 있는 표현을 하게 된다. 이러한 것들이 면담이나 집단치료에서 훈련되며, 특히 집단치료는 타인을 통해 다양한 반응들을 익히고 확인하여 스스로 확신을 갖고 이야기할 수 있는 훈련 과정으로서 매우 중요한 긍정적인 프로그램이다.

인생 전환, 어떻게 잘 살 것인가?

대부분의 환자와 가족들은 '어떻게 잘 살 것인가'를 생각할 때 지나간 과거와 다가올 미래에 대한 불안함, 예를 들어 과거에 아버지가 술을 마시고 날마다 어머니를 때렸던 것에 대한 원망만을 기억하면서 아버지를 죽이려 하고 원한을 품으며 불안하게 생활하여 현재에 집중하지 못하는 경우가 많다. 그러나 이제부터 그런 것들을 다 내려놓고 지금 현재 이 순간을 충실하게 사는 것이 인생 전환이라고 할 수 있다.

생각 연습을 할 때 현재에 대한 생각을 많이 해야 되는가?

과거를 이해하고 받아들인 다음 향후 어떻게 사는 것이 잘사는 것인지에 대해 고민할 때 현재가 얼마나 중요한가를 인식할 수 있고 자신이 스스로 할 수 있는 것과 없는 것, 즉 무엇을 할 수 있고 무엇을 할 수 없는가를 구별할 수 있다. 과거에는 아무것도 할 수 없을 것 같은 무력감에 술을 마시고, 취하면 뭐든지 할 수 있을 것 같은 만능감으로 살아갔지만, 이제는 할 수 있는 것과 할 수 없는 것을 분명히 구분하는 것이다. 즉, 자신의 본능적인 부분까지 제어하려고 의지력을 발휘해 단주했던 과거와 달리 이제는 '내가 할 수 없는 것'을 분류하고 그 부분을 인정하게 된다. 그리고 과거에는 자신이 알고 있는 지식이나 의지력만을 고수한 고정관념이 너무 강했지만 병을 통해 인간의 지식이란 것이 그렇게 중요하지 않다는 것도 알게 된다.

우리가 병에 대해 잘 안다고 해서 병이 낫는 것이 아니며 아는 것에도 한계가 있다. 또한 우리는 지식을 가지고 병을 낫게 할 수도 없다. 그렇지만 습관만은 우리의 의지로 충분히 바꿔 나갈 수 있기 때문에 올바른 생활습관을 통해 전략적 회복을 실행해야 한다.

가끔 단주 초기의 알코올중독자들이 관련된 책을 보면서 지식만을 중요시여기기도 한다. 그렇지만 실제 회복에서는 지식을 습득하는 것보다 습관을 바꿔 나가는 것이 훨씬 더 효과적이다.

알코올중독은 오늘날 현대의 나병이라 할 정도로 사회에서 부정적인 편견이 강하다. 또 나병처럼 낫기가 어려운 병이라는 인식을 갖고 있다. 물론 알코올중독자들이 가족에게 가해자이긴 하지만 사실은 피해자이기도 하다. 그래서 어느 누구보다도 도움을 필요로 한다. 환자 스스로가 '나는 도움 받아야 한다'고 생각하고 보호자들은 '도움을 줘야 한다'는 기본 전제에서 치료를 시작하면 좋을 것이다. 어려운 일이지만 회복은 분명히 가능하고 실제로도 많은 사람들이 회복되었다. 또한 회복되면서 얻는 기쁨, 감동, 보상이 다른 어느 질환보다도 크기 때문에 이러한 느낌을 조금이라도 맛보게 되면 어느 누구라도 다시 술로 빠질 이유가 없을 것이다. 이는 보호자와 치료자도 마찬가지이다. 이런 경험을 한 번이라도 하게 되면 회복을 위해서 끝까지 더 많은 노력을 하게 될 것이고, 더 헌신하게 될 것이다.

술보다 더 큰 행복과 기쁨을 주는 것이 단주이고 회복이다. 단주의 맛, 회복의 맛을 느끼기 바란다.

❖ 저자소개

광주서구중독관리센터 엮음

윤명숙 전북대학교 사회복지학과 교수

민성호 연세대학교 원주의대 정신건강의학과 교수

기선완 가톨릭 관동의대 정신건강의학과 교수

서정석 건국의대 정신건강의학과 교수

이해국 가톨릭의대 정신건강의학과 교수

이상규 한림의대 정신건강의학과 교수

김대진 가톨릭의대 정신건강의학과 교수

채숙희 행복심리연구소 '밝음' 대표/강남본원센터장
전, 을지대학교 중독재활복지학과 교수

신정호 전, 연세대학교 정신건강의학과 교수

중독 회복 교실

2015년 9월 20일 1판 1쇄 발행 | 2016년 12월 10일 1판 2쇄 발행
2018년 12월 10일 1판 3쇄 발행 | 2020년 11월 10일 1판 4쇄 발행
2023년 12월 10일 1판 5쇄 발행

엮 은 이 광주서구중독관리센터
펴 낸 이 최용구
펴 낸 곳 도서출판 신정

주 소 (04316) 서울시 용산구 원효로 89길 19 (원효로1가)
전 화 02)3211-4782, 0266(영업부), 3211-4783(편집부), 3211-4784(팩스)
이 메 일 shinjeong72@naver.com
홈페이지 www.sjbook.co.kr
등 록 2001년 5월 11일 제13-702호

기획마케팅 최용구 장만동 최충구 송대용
책임편집 석기은 황가연
표 지 SDY

ISBN 978-89-5912-365-0 03510

정가 11,000원